US Lab 5

web動画 みて！マネて！いざ実践！

下肢静脈エコーの攻略法

ARアプリで
エコー動画×走査
がみられる！

編著 山本哲也
埼玉医科大学国際医療センター
中央検査部 血管エコー職人

職人技伝授！

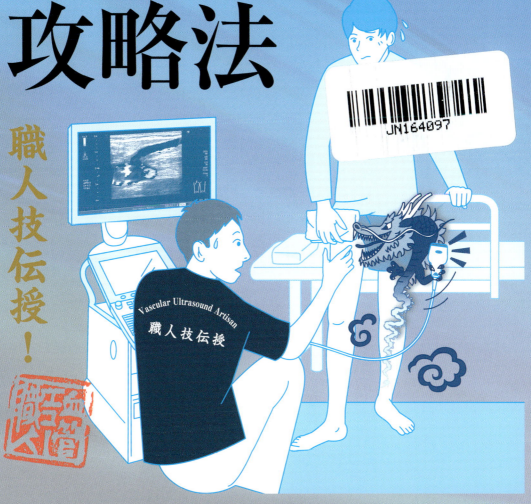

MCメディカ出版

序文

　5年前、中外医学社から『めざせ！血管エコー職人』を上梓した。皆さまの愛読書として広く親しまれ、多くの患者さまのためになったと自負している。にもかかわらず本書『web動画 みて！ マネて！ いざ実践！ 職人技伝授！ 下肢静脈エコーの攻略法』の執筆を引き受けたのは、下肢静脈エコーのガイドラインが改訂されたことに加え、診療保険点数の新設やDVT治療薬の開発とVarixにおける低侵襲治療の急速な普及など、下肢静脈エコー検査の需要がさらに増しているからである。また、下肢静脈に限定した成書が少なく、お役に立てればと思い、単著を決意した。

　新ガイドラインでは他の画像診断と同様、下肢静脈エコー検査はGold Standerdに位置づけられている。おそらく、エコー検査がGold Standerdに位置づけられている領域は他にはない。また本領域は、エコー検査のなかでも最も観察範囲が広く、各部位における正確な走査法と検査手技、評価法が求められる。本書は、決して平板な教科書的内容のものではなく、単なる文献の紹介をした本でもない。各部位における血管の描出方法や観察・評価方法について、日々、現場で苦労を重ねる技師としての視点から、豊富な画像とイラストを用いて、かなり具体的に記述した。また、匠の技ともいうべき手技が必要とされる場面では、決して誌面では学ぶことができないテクニックを動画像で閲覧できるようにした。もちろん、最先端の話題やガイドラインなども網羅し、本書一冊で下肢静脈エコーが完全に攻略できる最新の知識と技術が得られるようにまとめている。

　本書の活用方法は系統的に始めから読むのでもよいが、興味のある領域から読んでいただいてもよい。皆さまの疑問点をランキング化し、6・7頁に掲載したので、効率よく日頃の疑問点から解消してもよい。また中上級者を目指す方は"職人技伝授""ひとくちメモ""ワンポイントアドバイス""ピットフォール""注意喚起"などの欄を拾い読みしてもスキルアップできる。すでに静脈エコーを習得された方には、さらなるスキルアップのために浮腫の項に目を通していただきたい。第5章では、実際の画像を閲覧いただき、自分が実際に検査したつもりで仮報告書をつくってみてほしい。

　本書は、私が四半世紀、苦心して得た知識と技術の集大成である。これから始める初級者から後輩を指導する上級者まで、一人でも多くの方々の目に触れ、幅広くご活用いただければ幸いである。そして本書が、"あなたに診ていただく患者さまのためになる本"となってくれることを祈っている。 最後に、本書の発刊に際してご尽力をいただいたメディカ出版編集部の渡邊亜希子氏、動画撮影にご協力いただいたキヤノンメディカルシステムズ株式会社の皆さまに心から御礼を申し上げたい。

2018年4月8日

血管エコー職人　**山本哲也**

US Lab 5 下肢静脈エコーの攻略法

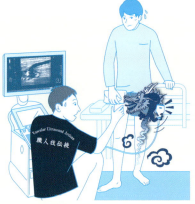

Contents

- 序文 3
- Q&A ランキング 6
- WEB／AR 動画の視聴方法 8
- 略語一覧 244
- 索引 245

第1章 静脈エコーの基礎
1. 下肢静脈の解剖と生理 12
2. 検査前に知っておきたい基礎知識 25

第2章 静脈エコーの攻略法
1. 深部静脈血栓症（DVT）の攻略法 56
2. 静脈瘤（varix）の攻略法 129
3. 類似エコー像の攻略法 173
4. 自家静脈グラフトの術前評価法 184

第3章 浮腫の攻略法
1. 検査前に知っておきたい基礎知識 188
2. 浮腫をエコーでみる 194

> **Web** エコー走査と超音波画像を組み合わせた動画をWEBサイトに掲載しています。一部ARアプリでも視聴できます。詳しくは「WEB／AR動画の視聴方法（8頁）」をご覧ください。

第4章 レポート作成の攻略法

1 理想的なレポート ……………………………………… 210
2 レポート作成の実際 …………………………………… 212

第5章 いざ実践！ あなたにみられる患者さまのためにLet's Try!!

深部静脈血栓症
CASE1 ……………………………………… 224
CASE2 ……………………………………… 226
CASE3 ……………………………………… 228
CASE4 ……………………………………… 230

静脈瘤
CASE5 ……………………………………… 232
CASE6 ……………………………………… 234

血栓性静脈炎
CASE7 ……………………………………… 236

浮腫
CASE8 ……………………………………… 238
CASE9 ……………………………………… 240

その他
CASE10 ……………………………………… 242

Q&A　ランキング

　血管エコー検査を始めて四半世紀、全国各地で数多くの講演をさせていただきました。特に、下肢静脈エコーに関する講演は、2017年に130回を超え、皆さまから数多くの質問を頂戴しました。
　下記に、過去の質問事項を整理し、ランキング化させています。おそらく、わからないことや苦手領域は、共通しているのではないでしょうか。参照ページをご覧いただき、皆さまの疑問解消に役立てていただけますと幸甚です。

質問ランキング

第1位 腸骨静脈領域描出不良例（妊婦や肥満患者、腸管ガスなど）の対処法は？
　▶ P66　職人技伝授「腸骨静脈を短時間！簡単！きれい！に描出するコツ」
　▶ P67　職人技伝授「描出不良例における対処法」

第2位 下腿深部静脈の描出方法は？
　▶ P82　下腿深部静脈

第3位 もやもやエコーが見られた場合、報告しますか？しませんか？
　▶ P174　ワンポイントアドバイス「"もやもやエコー"報告する？しない？」

第4位 不全穿通枝が見つからない！　不全穿通枝の検索のコツは？
　▶ P146　職人技伝授「穿通枝の見つけ方」
　▶ P147　ワンポイントアドバイス「不全穿通枝なし！！」

第5位 静脈瘤検査時、伏在静脈本幹と分枝を区別する方法は？
　▶ P135　ワンポイントアドバイス「これで納得！伏在静脈の本幹と分枝の区別」

第6位 膝関節が曲げられない場合、膝窩静脈はどう描出するの？
　▶ P80　職人技伝授「膝を曲げない！膝窩静脈の描出！！」

第7位 静脈瘤検査時、二次性静脈瘤を否定する際、深部静脈はどこまで見るの？
　▶ P148　4. 血栓の有無

第8位 レポートに掲載する画像は？
　▶ P220　ワンポイントアドバイス「最低限記録したい画像」

第9位 下腿の深部静脈が描出できない！　何か裏技はありますか？
　▶ P86　職人技伝授「下腿深部静脈をどうしても同定したいときの最後の手段！」

第10位 大腿静脈遠位側は不鮮明で描出しにくい！　描出のコツは？
　▶ P76　職人技伝授「大腿静脈遠位側描出の裏技テクニック」

第11～20位（順不同）

- 深部静脈を明瞭に描出させるためのコツは？
    - ▶ P33　ワンポイントアドバイス「明瞭に描出させるためのコツ」
    - ▶ P89　職人技伝授「さらにきれいな画像を得るためのコツ（音響窓の工夫）」
- 背側から観察する場合の適切な画像表示方法は？
    - ▶ P32　画像表示方法
- 腸骨静脈に血流シグナルが検出されない！描出のコツは？
    - ▶ P69　職人技伝授「腸骨静脈血流を増強させるテクニック」
- 静脈瘤検査時、ミルキングが難しい！何かコツは？
    - ▶ P141　職人技伝授「ミルキングのコツと注意点」
- 深部静脈弁不全の判定方法は？
    - ▶ P118　慢性期DVT
    - ▶ P136　静脈弁不全の診断基準
- ひらめ静脈の内側枝や中央枝、外側枝がはっきりわからないとき、どう報告しますか？
    - ▶ P84　ひとくちメモ「ひらめ静脈の主要3分枝」
- 高齢者や長期臥床患者の下腿深部静脈は、どのように検査すればいいですか？
    - ▶ P79　ワンポイントアドバイス「下肢麻痺症例における対処法」
    - ▶ P93　職人技伝授「高齢者や長期臥床例における静脈圧迫法」
- 浮腫があるとき、レポートに記載しますか？
    - ▶ P197　ピットフォール「レポートへの浮腫の記載」
- 冠動脈バイパス術（CABG）前のGSVチェックポイントは？
    - ▶ P184　冠動脈バイパス術（CABG）
- 鼠径靱帯や内転筋腱裂孔は、エコー検査でどのように見えますか？
    - ▶ P79　ひとくちメモ「エコー検査でみる鼠径靱帯はどこか？」
    - ▶ P81　ひとくちメモ「内転筋腱裂孔」

WEB動画の視聴方法

本書の動画マークのついている項目は、WEBページにて動画を視聴できます。以下の手順でアクセスしてください。

■メディカID（旧メディカパスポート）未登録の場合

メディカ出版コンテンツサービスサイト「ログイン」ページにアクセスし、「初めての方」から会員登録（無料）を行った後、下記の手順にお進みください。

https://database.medica.co.jp/login/

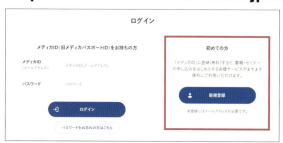

■メディカID（旧メディカパスポート）ご登録済の場合

①メディカ出版コンテンツサービスサイト「マイページ」にアクセスし、メディカIDでログイン後、下記のロック解除キーを入力し「送信」ボタンを押してください。

https://database.medica.co.jp/mypage/

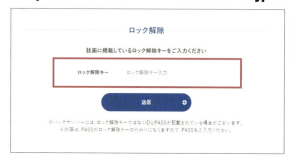

②送信すると、「ロックが解除されました」と表示が出ます。「動画」ボタンを押して、一覧表示へ移動してください。

③視聴したい動画のサムネイルを押して動画を再生してください。

銀色の部分を削ると，ロック解除キーが出てきます．

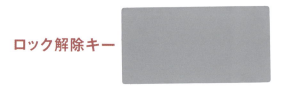

＊WEBページのロック解除キーは本書発行日（最新のもの）より3年間有効です。有効期間終了後、本サービスは読者に通知なく休止もしくは終了する場合があります。

＊ロック解除キーおよびメディカID・パスワードの、第三者への譲渡、売買、承継、貸与、開示、漏洩にはご注意ください。

＊図書館での貸し出しの場合、閲覧に要するメディカID登録は、利用者個人が行ってください（貸し出し者による取得・配布は不可）。

＊PC（Windows / Macintosh）、スマートフォン・タブレット端末（iOS / Android）で閲覧いただけます。推奨環境の詳細につきましては、メディカ出版コンテンツサービスサイト「よくあるご質問」ページをご参照ください。

「メディカAR」の使い方

「メディカAR」アプリを起動し、マークのついた図表をスマートフォンやタブレット端末で映すと、動画やアニメーションを見ることができます。

■アプリのインストール方法

お手元のスマートフォンやタブレットで、App Store（iOS）もしくはGoogle Play（Android）から「メディカAR」を検索し、インストールしてください（アプリは無料です）。

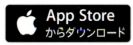 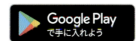

■アプリの使い方

① 「メディカAR」アプリを起動する

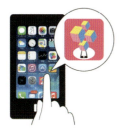

※カメラへのアクセスを求められたら、「許可」または「OK」を選択してください。

② カメラモードで、マークがついた図全体を映す

↓

コンテンツが表示される

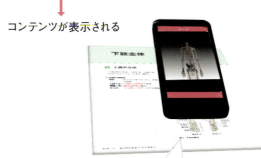

○ 正しい例　✕ 誤った例

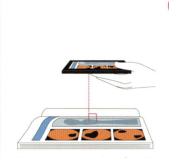 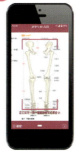 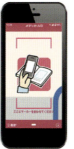 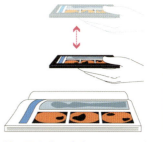

頁が平らになるように本を置き、マークのついた図とカメラが平行になるようにしてください。

マークのついた図全体を画面に収めてください。マークだけを映しても正しく再生されません。

読み取れないときは、カメラをマークのついた図に近づけてからゆっくり遠ざけてください。

＊アプリを使用する際は、Wi-Fi等、通信環境の整った場所でご利用ください。
＊iOS／iOS、Androidの機種が対象です。動作確認済みのバージョンについては「メディカAR」サイトをご確認ください。　https://www.medica.co.jp/topcontents/ng_ar/
＊ARコンテンツの提供期間は本書発行日（最新のもの）より3年間有効です。
　有効期間終了後、本サービスは読者に通知なく休止もしくは終了する場合があります。
＊ARコンテンツおよび動画の視聴は無料ですが、通信料金はご利用される方のご負担となります。
　パケット定額サービスに加入されていない方は、高額になる可能性がありますのでご注意ください。
＊アプリケーションダウンロードに際して、万一お客様に損害が生じたとしても、当社は何ら責任を負うものではありません。
＊当アプリケーションのコンテンツ等を予告なく変更もしくは削除することがあります。
＊通信状況、機種、OSのバージョンなどによっては正常に作動しない場合があります。ご了承ください。

「メディカAR」

第1章

静脈エコーの基礎

1　下肢静脈の解剖と生理

　下肢静脈は、筋膜下を走行する深部静脈と、皮下、浅在筋膜上あるいは直下を走行する表在静脈、それらを結ぶ穿通枝（交通枝）の3つに分類される。正常の血流は表在から深部、末梢から中枢へ流れ、血液の逆流を防止するため、静脈内腔には通常、二葉の弁が備わっている。

1　下肢静脈の解剖[1)]

深部静脈[2, 3)]（図1　図2　図3）

　下肢深部静脈は、足底からの還流を受ける前脛骨静脈と後脛骨静脈、腓骨静脈、筋肉内を走行する腓腹静脈とひらめ静脈、これらの血液を集める膝窩静脈からなる。膝窩より末梢側では同名の動脈を挟むように静脈が2本併走するが、膝窩静

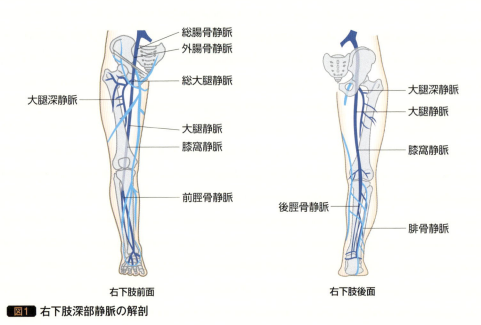

図1　右下肢深部静脈の解剖

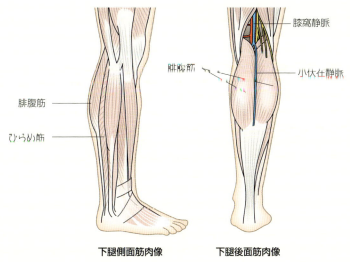

図2 ひらめ筋と腓腹筋の位置関係

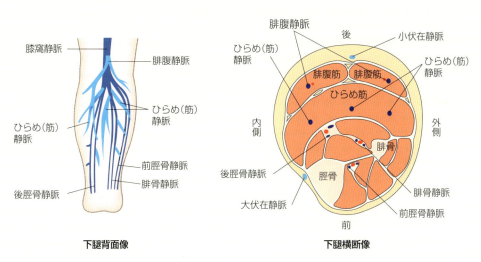

図3 下腿深部静脈の解剖

下腿には多くの血管が走行している。検査に先立って、下腿の解剖を熟知しておくことが大切である。
骨（脛骨と腓骨）、筋肉（ひらめ筋と腓腹筋）および動脈（後脛骨動脈と腓骨動脈、前脛骨動脈）をメルクマールにして検索すると、静脈を同定しやすい。

脈からは1本になり大腿静脈へ連続する。大腿静脈では後方から大腿深静脈を合流し、鼠径靭帯下で外腸骨静脈となり、さらに内腸骨静脈を合流し総腸骨静脈として走行する。解剖を学ぶ際、血管名だけを記憶するのではなく、骨や筋肉、動脈との位置関係を十分に理解し、各血管の走行を把握することが大切である。

ひとくちメモ

大腿静脈(femoral vein)と浅大腿静脈(superficial femoral vein)

　従来、超音波検査士や一部の血管外科医では大腿静脈を浅大腿静脈と呼称していた。しかし、深部の静脈を"浅"大腿静脈と呼称することは、表在の静脈と誤認される危険性があった。また、国際的には大腿静脈と呼称されるため、現在では大腿静脈と呼称することに統一されている。

ひとくちメモ

腸骨静脈圧迫症候群(iliac compression syndrome)(図4)

　左総腸骨静脈は前方から右総腸骨動脈、背側から脊髄に挟まれ圧迫されている。そのため左総腸骨静脈は血流が停滞しやすく、血栓の好発部位となっている。これが、一般的に言われている左下肢に深部静脈血栓症(DVT)が多く発症する原因である。本症によって生じた血栓は中枢側へ進展しにくい傾向があり、遊離する危険性は比較的低い。

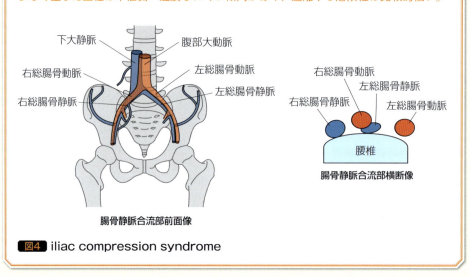

図4 iliac compression syndrome

ひとくちメモ

末梢（下腿型）血栓と肺血栓塞栓症（PTE）の関係（図5 [4]　図6　図7）

一般に、膝窩部より中枢側の深部静脈は一本の太い血管が場所によって名称を変えながら上行してい（。そのため血栓により静脈が閉塞すると下肢症状が顕著に出現し、患者が病変を認識しやすい。一方、下腿静脈は3分枝存在し、一対で走行し吻合も多い。したがって、広範囲に血栓が存在しても血行障害による腫脹や疼痛等の臨床症状を呈することが乏しく、病変を認識しにくい。

すなわち、下腿型の血栓症は臨床症状が少なく（弱く）、患者が病変に気付くことなく進展する傾向があり、血栓症の発見が遅れる。また、iliac compression で生じた血栓は中枢側には進展しにくく、末梢側へと進展するが、ひらめ静脈等の下腿静脈の血栓は中枢側へ進展する傾向がある。中枢側へ進展した血栓は、膝の屈曲や筋肉の圧迫等で遊離し、PTEをきたす。つまり肺塞栓（PE）発症直後のエコー検査では、無症状で中枢進展した血栓が遊離した後の残存した血栓を下腿部で発見することになる。これらの特徴から、PTEの塞栓源検索時に下腿部の観察が重要であることが理解できるであろう。

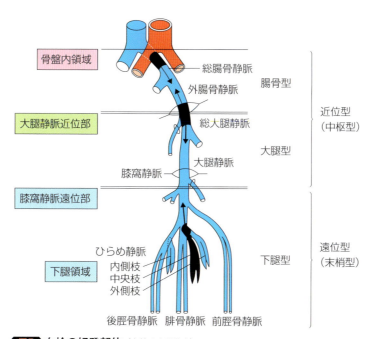

図5　血栓の好発部位（文献4より改変）

DVTは、血栓の存在部位によって近位型（中枢型：腸骨型と大腿型、膝窩は中枢に含む）と遠位型（末梢型：下腿限局型）に分類される。

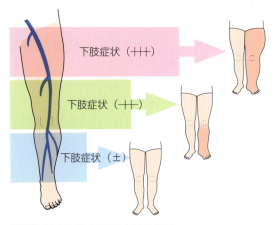

図6 閉塞部位と下肢症状の特徴

膝窩部より中枢側の深部静脈は、一本の太い血管が場所によって名称を変えながら上行していく。そのため静脈が閉塞すると下肢症状が顕著に出現する。一方、下腿静脈は3分枝存在し、一対で走行して吻合も多く、下肢症状は弱い。

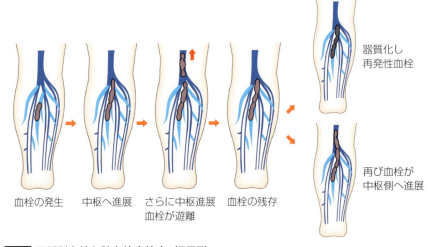

図7 下腿型血栓と肺血栓塞栓症（PTE）

ひらめ静脈等の下腿静脈の血栓は、中枢側へ進展する傾向がある。中枢側へ進展した血栓は、膝の屈曲や筋肉の圧迫等で遊離し、PTEをきたす。下腿に残存した血栓は、再度中枢側へ進展していく症例と、器質化し再発性血栓部位となる症例とがある。そのため、ひらめ静脈血栓の早期発見がPE発生予防に重要となる。

表在静脈[5, 6] (図8)

　表在静脈は皮膚と深在筋膜の間を走行し、大伏在静脈系と小伏在静脈系に大別され、側枝静脈が合流している。伏在静脈本幹は浅在筋膜の下側を走行し、側枝静脈は浅在筋膜の上側を走行している。また、表在静脈は深部静脈とは異なり、動脈と関係のない走行をしている。

1. 大伏在静脈（great saphenous vein：GSV）

　大伏在静脈は足部の静脈より血液を集め、内踝部の前方から始まり、下腿部や大腿部の内側部を走行し、鼠径部で卵円窩を通り大腿静脈に流入する。その走行中、下腿部では表在前方脛骨静脈と後弓状静脈がほぼ同じ高さで合流し、さらに小伏在静脈と交通する静脈が合流する。また、大腿部では外側副伏在静脈と内側副伏在静脈が合流し、さらに卵円窩近くで内側から外陰部静脈と内側上方から浅腹壁静脈、外側上方から浅腸骨回旋静脈が大伏在静脈に合流する。

2. 小伏在静脈（small saphenous vein：SSV）

　小伏在静脈は外踝部の後方から始ま

> **ひとくちメモ**
>
> **バイパスグラフトに利用できる大伏在静脈**
>
> 　大伏在静脈は平滑筋を多く含み、身体のなかで最も太い表在静脈である。この大伏在静脈は、体表面から比較的近く、一定の深度を直線的に走行するため検出しやすい。その利用価値は高く、冠動脈や下肢動脈疾患などに対するバイパスグラフトとして利用される。

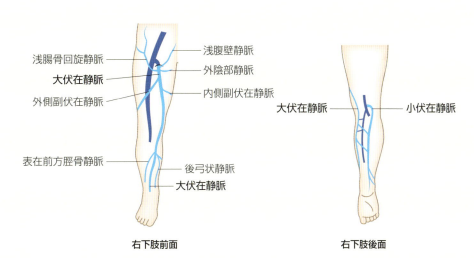

右下肢前面　　　　　　　右下肢後面

図8 下肢表在静脈の解剖

り、下腿後面のほぼ中央を走行する。下腿2/3で深在筋膜を穿通してその下に入り、膝関節部約5cm上方で膝窩静脈に流入する。この小伏在静脈の合流形式には異型が多く、膝窩静脈への合流もさまざまである。また、膝窩静脈に合流しない例も存在する（表1　図9）。

表1 小伏在静脈の合流タイプ

タイプ	頻度	合流部位	合流血管
正常型	約60%	膝窩部	・膝窩静脈 ・2本に分かれ、膝窩静脈と内側副伏在静脈に合流
高位型	約30%	大腿中央部	・深部静脈 ・大伏在静脈 ・2本に分かれ、深部静脈と大伏在静脈に合流
低位型	約10%	膝窩部より低位	・大伏在静脈 ・腓腹静脈

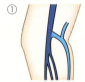
① 膝窩静脈に合流し、上方へ進展

② 上方へ進展し、膝窩静脈とわずかに連絡

③ 膝窩静脈と連絡せずに上方へ進展

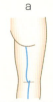
a 臀部まで上行

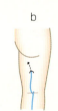
b 大腿後方、外側にて大腿深静脈へ連絡

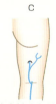
c 筋肉枝または皮下分枝に分かれる

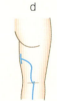
d 大腿部で大伏在静脈に連絡

図9 小伏在静脈 - 膝窩静脈接合部合流形式と大腿進展のパターン （文献7より作成）

SSVが膝窩静脈に合流せず、大腿二頭筋の間と半膜様筋の間を走行し、大腿や臀部の穿通枝に流入するものを大腿進展（thigh extension）と呼ぶ。合流形式により3つのパターンに分類されている。小伏在静脈の上行形式は臀部、大伏在静脈へ連絡するなどいくつかのパターンが存在する。
①大腿進展もしくは伏在静脈間静脈に連絡し、膝窩静脈に合流する。
②大腿進展または伏在静脈間静脈に連絡し、膝窩静脈とは細い静脈で合流する。
③膝窩静脈とは連絡せず、大腿進展または伏在静脈間静脈へ走行する。

> ## ワンポイントアドバイス
>
> **筋膜の重要性**
>
> 伏在静脈ははと枚の筋膜に挟まれるように走行している部位がある。この筋膜に囲まれた空間を"saphenous compartment"と呼び、そのエコー画像は"saphenous eye"あるいは"エジプト人の眼"と呼ばれている（図10）。
>
> 一般に、筋膜は固い膜のため、弾性ストッキングを履いているのと同じ役割をする。すなわち筋膜に囲まれている部位では逆流がみられても拡張や瘤化は起こりにくい特徴があり、筋膜のない部位では、拡張し瘤化しやすくなる。そのため、本幹と分枝を区別する際、筋膜が重要な鑑別ポイントになる。
>
>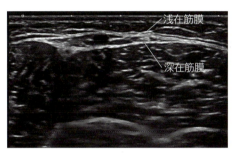
>
> 図10 saphenous eye

穿通枝（perforating vein）（図11）

表在静脈と深部静脈を結ぶ細い静脈（座位で径3mm以下）で、片側の下肢に100本以上存在するといわれている。この穿通枝には表在静脈と深部静脈を直接結ぶ直接型（direct perforator）と筋肉内静脈を介して両者を結ぶ間接型（indirect perforator）が存在する。直接型のほうが臨床的には重要な役割を果たしている。代表的な穿通枝として大腿部内側にあるDodd、膝窩部のBoyd、下腿下部のCockett穿通枝がある（図12）。

1．内側の代表的な穿通枝

1）Dodd穿通枝

大腿部中央より下方の大伏在静脈、あるいはその分枝から大腿静脈に流入する。

2）Boyd穿通枝

下腿近位部で大伏在静脈やその分枝から後脛骨静脈に流入する。

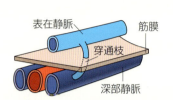

図11 穿通枝（交通枝）

表在静脈と深部静脈を結ぶ細い静脈を穿通枝という。穿通枝（交通枝）は両下肢に200本以上存在する。

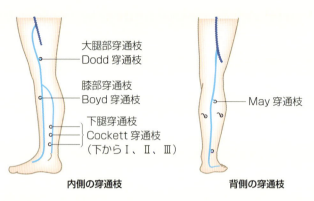

図12 穿通枝（交通枝）

3）Cockett穿通枝

下腿内側で踝部上方の約15cmまでの間に3ヵ所存在する。下方からCockett Ⅰ、Ⅱ、Ⅲと呼ばれ、上に行くほど太くなる[8]。大伏在静脈の分枝である後弓状静脈と後脛骨静脈とを連結している。

2. 背側の穿通枝

小伏在静脈あるいはその枝から腓骨静脈に連結する例や、腓腹静脈を介して交通することが多い。

ひとくちメモ

穿通枝

古くは、表在静脈同士、あるいは深部静脈同士を結ぶ静脈を交通枝（communicating vein）、表在静脈と深部静脈を結ぶ静脈を穿通枝と区別していた。現在では臨床的に同義語として用いる[7]。また2006年に行われた国際静脈学会のコンセンサスで、人名で呼ばれていたDodd（Hunter）、Boyd、Cockett穿通枝は大腿部穿通枝や膝部穿通枝、下腿穿通枝と新しく分類[9]された。さらに細かく穿通枝に名称が存在するものもあるが、該当する日本語名は明らかではない[7]。

2　下肢静脈の生理

静脈還流[2, 10]

　動脈血流は主に心臓の拍動や動脈の弾性によって維持されている。一方、静脈還流は筋肉の収縮と弛緩による筋ポンプ作用や呼吸による右房への吸引作用、体位や肢位変動による重力作用によって促進される。この静脈還流が正常に保たれるのには静脈弁の逆流阻止機能が重要であり、静脈血を効率的に還流させている。これらの四肢静脈還流における規定因子を表2に示す。

1．筋収縮による筋ポンプ作用（図13）

　筋肉の周辺や筋肉内部には静脈が走行している。筋肉が収縮することにより静脈が圧迫され、血液は押し出されるように流れる。一方、筋肉が弛緩することで筋肉の内部や周辺にある静脈に血液が貯まる。これらの筋肉の収縮と弛緩による筋ポンプ作用が静脈還流に重大な影響を与えている。長期臥床や長

表2　四肢静脈還流の規定因子

・四肢の筋収縮による筋ポンプ作用
・呼吸－右房圧、腹腔内圧
・四肢の高さ（体位）
・流入する動脈血圧
・静脈弁の逆流阻止機能
・機械的圧迫

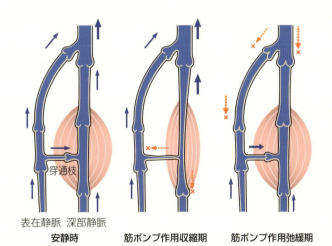

表在静脈　深部静脈
　　安静時　　　　筋ポンプ作用収縮期　　筋ポンプ作用弛緩期

図13　筋収縮による筋ポンプ作用：正常肢における静脈還流動態
（文献5より著者作成）

安静時、呼吸によって静脈血は中枢側へ還流する。筋収縮時、筋肉より中枢側の静脈弁は開放し、静脈血を中枢側へ還流させる。一方、筋弛緩時、筋肉より中枢側の弁は閉鎖し逆流を防止する。また筋肉より末梢側や穿通枝では、弁は開放し、静脈血を還流させる。

時間の同一姿勢により、筋ポンプ作用が低下すると静脈内に血液が滞りやすくなり、血栓をきたす危険性が増す。言い換えれば、筋ポンプ作用を保てれば血栓症を予防できるということである。

> **ひとくちメモ**
>
> **「第二の心臓」で基礎代謝を上げる！**
> 筋肉の収縮と弛緩による筋ポンプ作用が静脈還流に重要な役割を担っている。特に心臓から最も遠い部位で、下半身の血液循環のなかでも静脈血を心臓に送るポンプ作用が強いのがふくらはぎ（腓腸）の筋肉（下腿三頭筋）で「第二の心臓」と呼ばれている。全身の血液を循環させて、効率よく基礎代謝を上げるためには、心臓のポンプ力だけでなく第二の心臓である腓腸を動かすことも大切である。

2. 呼吸による吸引作用（図14）

吸気時、胸腔が広がり胸腔内圧が低下すると静脈血は右房に吸引される。つまり、吸気時には静脈還流は促進され、呼気時には減少する。ただし、深く息を吸い込んだ深吸気状態では、腹圧は上昇し下肢からの静脈還流は停止する。呼気時に腹圧が解除されると、下肢からの静脈血は急速に中枢側へ還流される。

3. 体位や肢位変動による重力作用

血液は重力により低いほうへと流れる。例えば臥位から立位になると心臓から下方にある静脈は重力に逆らうようになり、静脈還流は減る。一方、立位から臥位になると静脈還流は増える。さらに臥位で四肢を挙上させれば、中枢側への血流は増える。

通常、臥位では静脈と右房との圧較差は10mmHg程度である。立位になると頸部の静脈圧は下がり、0mmHg近くになる。一方、足部静脈では80〜100mmHgになる。下肢の静脈圧が上昇すると静脈弁が機能し、歩行などにより

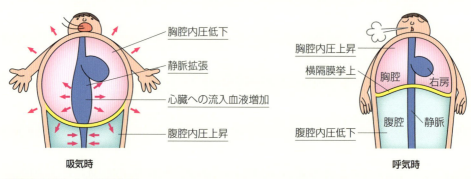

図14 呼吸による吸引作用

筋ポンプ作用が加わると足部静脈の圧は下がる。

4. 静脈弁の逆流阻止機能（図15）

　静脈弁は血液の逆流阻止機能に加え、静脈血を末梢側から中枢側へ送り出す役割を担っている。静脈弁の多くは内膜の薄い2葉の弁構造を持つが、小径静脈では1葉のことも多い。また、静脈弁の数は中枢側に少なく末梢側に多い傾向があり、直径2mm以上の静脈に存在する（表3）。ただし、ひらめ静脈は静脈弁が少なく、拡張しやすい特徴を有する。また弁は穿通枝には存在するが、総腸骨静脈より中枢側には通常、存在しない。

> **ワンポイントアドバイス**
>
> **静脈弁の観察**
>
> 　通常、表在静脈の静脈弁は2〜4cm間隔で存在する。超音波装置では、薄い線状エコーとして観察される。弁尖の同定が困難な場合、合流部末梢側にある膨隆部位を目印に検索する。その際、アプローチ方向を少し変えてみることも大切である。また、深呼吸や観察部位の末梢側をミルキングすることで、弁の開閉が確認され弁を認識しやすくなる。

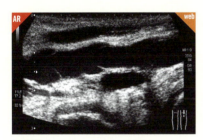
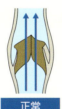
正常
弁の開放時
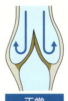
正常
弁の閉鎖時

異常
弁の機能不全

図15　静脈弁の逆流阻止機能
静脈弁は、血液の逆流阻止機能に加え、静脈血を末梢側から中枢側へ送り出す役割をしている。この静脈弁の機能不全には、①弁の障害、②弁輪拡大、③弁の障害と弁輪拡大の3つのパターンがある。

表3　下肢静脈弁の数（文献2より引用）

・下大静脈	弁なし
・総腸骨静脈	弁あり1〜7%
・外腸骨静脈	弁あり24%
・大腿静脈	3〜6個
・膝窩静脈	1〜4個
・前脛骨静脈	約9個
・後脛骨静脈	約9個
・腓骨静脈	約7個
・大伏在静脈・小伏在静脈	各7〜12個

〈引用・参考文献〉
1) 山本哲也. "下肢静脈". めざせ！血管エコー職人. 東京, 中外医学社, 2013, 150-92.
2) 平井正文. "静脈系の解剖と生理". 静脈およびリンパ疾患と外科. 東京, 日本アクセル・シュプリンガー出版, 1997, 3-8.
3) 呂彩子ほか. "下腿静脈の特殊性". 血管無侵襲診断テキスト. 東京, 南江堂, 2007, 45-8.
4) 應儀成二ほか. 肺塞栓と深部静脈血栓症の超音波診断. 超音波医学. 31, 2004, 337-46.
5) 平井正文ほか. 臨床静脈学. 阪口周吉編. 東京, 中山書店, 1993, 222p.
6) 坂井建雄ほか. 人体の正常構造と機能Ⅱ循環器. 東京, 日本医事新報社, 2000, 38-61.
7) 松尾汎ほか. 超音波による深部静脈血栓症・下肢静脈瘤の標準的評価法. 日本超音波医学会. 2017. http://www.jsum.or.jp/committee/diagnostic/pdf/deep_vein_thrombosis.pdf（2018年3月閲覧）
8) van Limborgh, J. et al. The systemic anatomy of the perforating veins in the leg, especially Cockett's veins. phlebologie. 35, 1982, 19-28.
9) Cavezzi, A. et al. Duplex ultrasound investigation of the veins in chronic venous disease of the lower limbs：UIP consensus document-Parte Ⅱ：anatomy. Rev Port Cir Cardiotorac Vasc. 14, 2007, 99-108.
10) 松尾汎ほか. "動脈・静脈の解剖と生理". 下肢動静脈エコー実践テキスト. 東京, 南江堂, 2008, 2-12.

2 検査前に知っておきたい基礎知識

1 検査の目的と対象

下肢静脈疾患は静脈の還流機能が障害されることで生じる。その要因は血栓による閉塞、静脈弁の機能不全による逆流が大半を占める。下肢静脈エコーではこれらの病態を確認することが目的である[1]。超音波検査の対象疾患を**表1**に示す。本書では、深部静脈血栓症と静脈瘤を中心に記述する。

2 下肢静脈疾患について知っておくこと

深部静脈血栓症（deep vein thrombosis：DVT）

1. DVTとは

DVTは筋膜より深部にある静脈に発生する静脈血栓症と定義される[2]。その発生要因としてVirchowの三因が広く知られている。

2. DVTの分類

血栓の発生範囲は広く、骨盤内や大腿、膝窩、下腿、筋肉枝などさまざまであ

表1 超音波検査の対象疾患

閉塞病変 （血栓の確認）	逆流病変 （弁不全の確認）	その他 （動静脈瘻や形成異常、圧迫病変の確認）
・深部静脈血栓症 ・血栓性静脈炎 ・下大静脈閉塞症 ・Budd-Chiari症候群	・一次性静脈瘤 ・先天性弁形成不全 ・原発性深部静脈弁不全 ・続発性深部静脈弁不全 ・血栓症後弁不全*	・拡張病変 　静脈性血管瘤、静脈外膜嚢腫 ・形成不全 　走行異常、血管腫 ・静脈圧迫 　腸骨静脈圧迫症候群、膝窩静脈捕捉症候群 　など ・腫瘍栓

＊閉塞病変と逆流病変が合併し発生する。

る。一般に、膝窩静脈より中枢側に生じた場合を近位型（中枢型：腸骨型と大腿型、膝窩は中枢に含む）、末梢側に生じた場合を遠位型（末梢型：下腿限局型）と区別する（15頁 図5参照）。近位型の急性期では腫脹、疼痛、色調変化をきたすことが多いが、遠位型や慢性期では無症状が多い。DVTは、その進展により広範型DVTや肺塞栓症（PE）、脳塞栓症（cerebral embolism）などの重篤な合併症を有するため、積極的な予防や初期段階で治療を開始することが重要である。

3. 超音波で何をみるのか

静脈は動脈より圧が低く、押せば容易に圧縮される。これを利用し超音波検査では、探触子で圧迫と解除を繰り返しながら走査し、完全に圧縮される部位では血栓は否定され、非圧縮部位では血栓の存在を強く疑う。またBモードでは血栓像を直接検出することができる。超音波検査では、血栓の有無はもちろん、その存在範囲から近位型と遠位型を分類し、性状や形態、エコー輝度、血管壁との固定性、血流情報等から総合的に病期を推測し、リスクを把握する。

下肢静脈瘤（varix、varicose vein）

1. 静脈瘤とは

静脈瘤は、立位時に表在静脈が拡張し屈曲蛇行した状態である。これは静脈弁の機能不全により弁逆流が生じ、静脈圧の上昇に伴い、静脈が拡張し発生する。そのほとんどは下肢に発生し、血管疾患のなかで最も頻度が高い。来院理由は美容上の悩みから血液うっ滞症状（倦怠感、重圧感、浮腫など）、掻痒感、筋肉の痙攣（こむら返り）などさまざまである。また長期間にわたる症例では皮膚に色素沈着をきたし、さらに難治性潰瘍を形成する場合もある。

2. 下肢静脈瘤の分類

下肢静脈瘤は一次性静脈瘤、二次性静脈瘤、特殊な静脈瘤に分けられる（ 表2 ）。最も頻度が高いのは一次性静脈瘤であり、さらに肉眼的には古くから4つ（伏在静脈瘤、側枝静脈瘤、網目状静脈瘤、クモの巣状静脈瘤）に分類され発生部位が異なる（ 図1 ）。それぞれが混在する症例や移行型もあり、必ずしも明確に分けられない場合もあるが、これらの分類は検査対象部位や治療方針を選択する際、参考になる。近年では慢性下肢静脈疾患の病態を的確に把握し正確に診断できるCEAP分類が多用される（ 表3 ）。

表2 静脈瘤の種類

一次性静脈瘤	明らかな原因のない静脈瘤
二次性静脈瘤	原因がはっきりしている静脈瘤 （DVT、動静脈瘻、深部静脈形成不全、骨盤内腫瘍など）

特殊な静脈瘤
- 陰部静脈瘤：内腸骨静脈系の逆流が原因で、外陰唇に静脈瘤を形成
- 血管形成異常、血管奇形など
  多くは先天性で、血管の発生異常により生じる Klippel-Trenaunay 症候群などが存在する。

静脈瘤の肉眼的分類
- 伏在静脈瘤（saphenous type）：伏在静脈の本幹およびその主要分枝の拡張。
- 側枝静脈瘤（segmental type）：伏在静脈の分枝のみに逆流がみられる孤立性の静脈瘤。
- 網目状静脈瘤（reticular type）：径2〜3mm以下の皮下小静脈の拡張。青色を示すことが多い。
- クモの巣状静脈瘤（web type）：径1mm以下の皮内細静脈の拡張。紫紅色を示すことが多い。

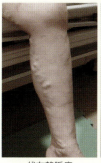 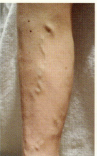 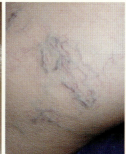 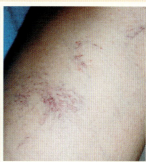

伏在静脈瘤 saphenous type　側枝静脈瘤 segmental type　網目状静脈瘤 reticular type　クモの巣状静脈瘤 web type

表3 CEAP分類

臨床分類（Clinical sign）		病因分類（Etiological classification）	
C	C0：静脈疾患を認めない C1：毛細血管拡張または網目状静脈 C2：静脈瘤 C3：浮腫 C4：C4a；色素沈着や湿疹 　　　C4b；脂肪皮膚硬化や白色皮膚萎縮 C5：治療後の潰瘍 C6：活動性潰瘍 　　　S：症状あり、A：無症状	E	Ec：先天性 Ep：一次性 Es：二次性 En：原因が明らかではない
		解剖学的分類（Anatomical distribution）	
		A	As：表在静脈 Ad：深部静脈 Ap：穿通枝 An：同定できない
		病態分類（Pathophysiologic dysfunction）	
		P	Pr　：逆流 Po　：閉塞 Pr,o：逆流と閉塞 Pn　：不明

職人技伝授

臨床分類（Clinical Sign）の覚え方

　CEAP 分類のなかで最も覚えにくいのは、臨床分類（Clinical Sign）である。試験問題としても出題されやすく、しっかり記憶しておきたい。私の覚え方を伝授する。やや強引だが参考にしていただきたい。

C0：0 はなし … 静脈疾患はなし
C1：1 は 1 番細い静脈の拡張 … 毛細血管の拡張または網目状静脈
C2：2 は漢数字で二（じ）… じょう脈瘤
C3：3 はモコモコぷよぷよした数字のイメージ … 浮腫
C4：4 は（し）…（し）で始まる色素沈着や湿疹、脂肪皮膚硬化症、白色皮膚萎縮
C5：5 は（ご）… 治療後（ご）の潰瘍
C6：活動性の潰瘍

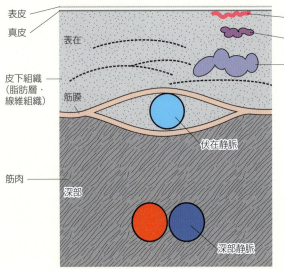

静脈瘤の原因となる血管がそれぞれ異なる。二次性静脈瘤は深部静脈が原因となり、網目状やクモの巣状静脈瘤では小静脈や細静脈、伏在静脈瘤では伏在静脈や側枝静脈が原因となる。また、側枝静脈のみに原因を有するものを側枝静脈瘤と分類する。

図1 静脈瘤の分類と原因静脈

3. 超音波で何をみるのか

　最近の超音波診断装置は下肢の静脈弁を描出することが可能である。しかし下肢には静脈弁が多数存在し、一つずつ機能評価するには時間と労力を要し、現実的ではない。そのため弁機能不全の診断は、拡張した静脈を検索し、弁に血流負荷をかけ逆流を確認することで行われる。超音波検査では弁不全の存在範囲や原因となる静脈（大伏在静脈、小伏在静脈、穿通枝）を検索し、各静脈瘤の正しい病態を把握することが大切である。

3 検査前の技術的基礎知識

超音波診断装置と探触子の選択[3,4]

1. 超音波診断装置の選択

下肢静脈のエコー検査は、上位機種を用いなくても汎用機や小型のポータブル機で十分行える。ただし、リニア型やコンベックス型探触子が接続可能なことが条件である。

2. 探触子と周波数の選択

探触子と周波数は、検査対象となる血管深度により選択する。通常、深部静脈では大腿部から下腿部は5〜12MHzリニア型、腹部や腸骨部では深部を広範囲に観察可能な3.5〜5.0MHzコンベックス型探触子を用いることが多い（図2）。一方、表在静脈では7〜18MHzのリニア型探触子が多用される。高度肥満例では深部静脈との合流部は5MHzコンベックス型探触子のほうが観察しやすいこともある。

> **ひとくちメモ**
>
> **Ultra wide band probe**
>
> 近年、各社から超広帯域を有する探触子が発売されている。この探触子は低周波数から高周波数まで自由に切り替え可能であり、深部から浅部まで均一な画像で観察可能である。すなわち、従来2つの探触子を使い分けていた検査領域を、1つの探触子で検査が行える分解能と感度を有している。体格による画像抽出困難例を減少させ、時間的にも経済的にも効率のよい探触子である。

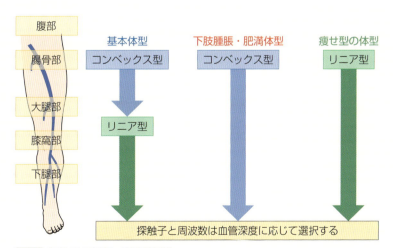

図2 探触子の選択（深部静脈）

ひとくちメモ

Index mark

　探触子には小さな突起（または、くぼみ）がある。これは超音波ビームがどの方向から投入されているかを示している。その方向は超音波装置画面に表示される index mark と一致し画像が表示されている（**図3**）。Index mark は単なる社名ロゴではなく、どの向きからアプローチしているかを示す重要な役割を担っている。

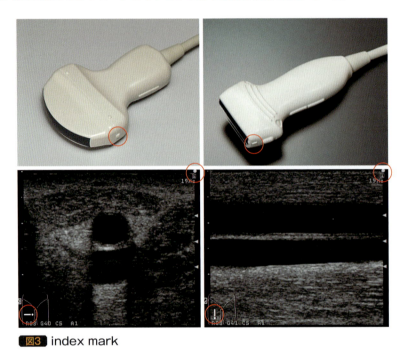

図3 index mark

プローブマークとボディマーク

　超音波検査は CT や MR とは異なり、一枚の画像で全体像を把握することは難しい。また、どこの部位をどの方向から走査した画像なのかは検者にしかわからないことも多い。下肢静脈領域では観察する範囲が広く、超音波装置画面上にボディマークとプローブマークを示すことは必須である。

探触子の持ち方と接触方法

　探触子の持ち方を見れば、初心者か否かはすぐにわかる。通常、小指を除く4

本の指で探触子を軽く保持する。その際、探触子上部を持つと探触子の固定が不安定な状態となるため、下部を軽く持つようにする。

体表面への接触方法は、エコーゼリーを多めに塗布した後、手の側面と小指を患者の皮膚に密着させて走査することで、安定したエコー画像が得られやすくなる（図4）。

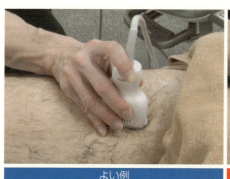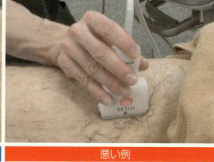

図4 探触子の持ち方と接触方法
よい例：探触子下部を持ち、手の側面と小指を患者の皮膚に密着させる。
悪い例：探触子上部を持つと、探触子の固定が不安定となる。

職人技伝授

効率がよい！　断面の設定変更

　超音波検査では、横断面と縦断面の断面設定を頻繁に変更することがある。その際、安定した画像を効率よく明瞭に描出させるには、縦断面と横断面の変更は手の側面と小指を患者の皮膚に密着させたまま、指4本で探触子を回転させることである（図5）。

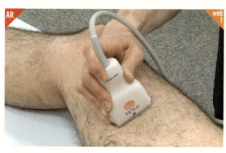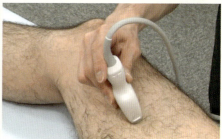

図5 断面の設定変更
縦断面と横断面の変更のコツは、手の側面と小指を患者の皮膚に軽く接触させたまま、指4本で探触子を回転させることである。

職人技伝授

セクタ型探触子で圧迫しても痛くない！ なぜ？

　コンベックス型探触子よりもセクタ型探触子で圧迫されたほうが、同じ力を加えた場合、痛みを強く感じる。それは探触子の皮膚表面へ接触する部分の面積が、コンベックス型よりもセクタ型探触子のほうが小さいからである。このような場合の対処法としては、セクタ型探触子の下側を握るように持ち、皮膚表面の接触面積を広げることが有効である（図6）。多少、押される感じは強まるが痛みは弱まる。圧迫した際、痛いと言われたときに試していただきたい。

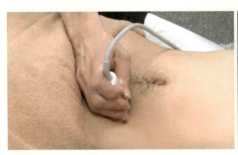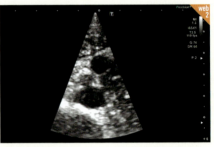

図6 セクタ型探触子での走査方法
セクタ型探触子の下側を握るように持ち、皮膚表面の接触面積を広げると、押される感じは強まるが痛みは少なくできる。

画像表示方法

　縦断面では画像左側が中枢側（心臓側）、右側が末梢側（足側）、すなわち静脈血流が右側から左側へ流れるように表示される。一方、横断面では画像左側が被検者の右側として、患者の足側から見上げた画像として表示される（図7）。つまり探触子にある小さな突起、またはくぼみが、縦断面では患者の足側、横断面では患者の左側になるように探触子を持つ。また、背側から観察する場合、そのまま背側に移動させれば、表示方法の画像と一致する（図8）。

装置条件の調整方法

　装置の条件設定の違いにより得られる画質は大きく異なる。条件を同一にして観察する習慣を身に付け、客観的な画像を記録することが大切である。

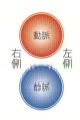
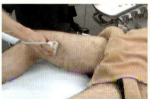
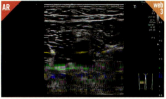

横断面
被検者の尾側から眺めた像

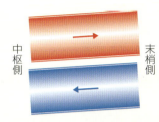
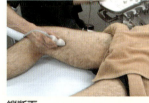
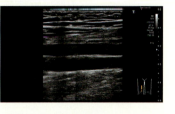

縦断面
画像の左側が中枢側（心臓側）、右側が末梢側（足側）になる像

図7 画像表示方法
探触子にある突起（または、くぼみ）が横断面は患者の左側、縦断面は患者の足側になるように走査する。

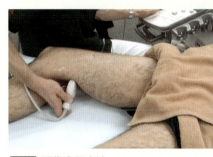
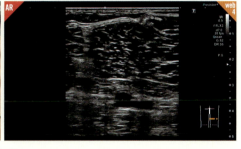

図8 画像表示方法
背側から観察する場合、探触子をそのまま背側に移動させると表示方法の画像と一致する。

ワンポイントアドバイス

明瞭に描出させるためのコツ

　血管のBモード像は超音波ビームを垂直に、血流像（ドプラ法）では斜めに投入すると明瞭になる。Bモード像とドプラ法では至適断面が異なることを認識すべきである（**図9**）。また、探触子で動脈が変形しない程度の力を加えると、対象血管が近づき画質は向上する。さらに動脈の下方に静脈を描出させることで明瞭な画像が得られる（**図10**）。

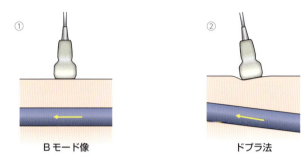

血管のBモード像は超音波ビームを垂直に、ドプラ法では斜めに投入すると明瞭になる。

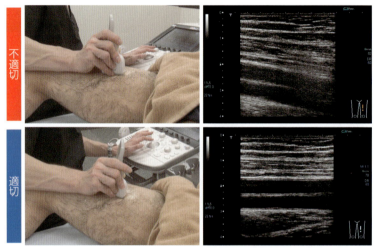

Bモード像は、血管に超音波ビームを垂直に入射させると明瞭に描出される。

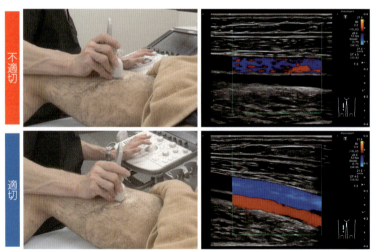

ドプラ法では、探触子の片側に力を加え、血管をやや斜めに描出させると血流シグナルが明瞭に描出される。

図9 異なる至適断面

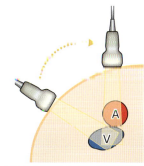
①血管壁と超音波ビームを直交させる。
②探触子に血管をなるべく近づけて観察する。
③動脈をエコーウィンドウにして静脈を描出する。

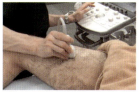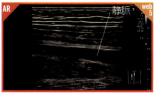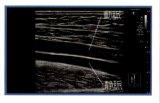

図10 明瞭に描出させるための走査法
静脈を単独で描出させると不鮮明である。動脈をエコーウィンドウにして静脈を描出させると明瞭に描出される。

1. Bモード像

　静脈エコーで、各症例、各部位ごとに最低限調節しなければならないのは、フォーカスとゲイン、ダイナミックレンジ、血管深度を調節するデプスである。その調整方法は、フォーカスは対象血管の深度に合わせ、ゲインはやや高く、ダイナミックレンジは広く調節し、静脈内部に流動エコー（可動する微細な点状エコー）[3,4]が描出されるように設定する（図11）。流動エコー描出のための条件設定を表4に示す。参考にしていただきたい。

2. カラードプラ法

　Bモード像のゲインを低めに調整し、血管外にノイズが出現しない程度にカラーゲインを高めに調整する。また静脈の血流は遅いため、流速レンジやドプラフィルタを低めに設定し、超音波ビームを血管に対し斜めに入射させるようスラント（ビームステア）機能を調整する（図12）。このスラント（ビームステア）の方向により、表示される色が変わることを理解しておきたい（図13）。流速レンジは最高血流速度の1/2程度（10〜20cm/s程度）を目安とし、長軸より短軸で流速レンジの設定を下げると血流シグナルは描出しやすくなる。

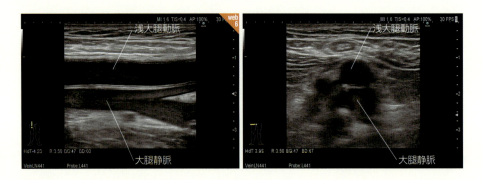

図11 Bモード像の調整方法
フォーカスを対象血管の深度に合わせ、ゲインをやや高く、ダイナミックレンジを広く調節し、静脈内部に流動エコー（可動する微細な点状エコー）が描出されるように設定する。

表4 流動エコー描出のための条件設定

- image frequency を上げる……分解能を向上させ、微細なものを見やすくする。
- flame rate を上げる……リアルタイム（実時間）性を向上させ、動きを観察しやすくする。
- focus を対象血管に合わせる……超音波ビームを関心領域で収束させ、鮮明な画像を描出する。
- gain を高めに調節する……画像の輝度をやや明るくし、低輝度のものを見落とさないようにする。
- dynamic range を広く調節する……弱い信号から強い信号まで表示し、輝度の差を少なくする。
- tissue harmonic imaging を用いる……アーチファクトの低減やコントラスト分解能を向上させる。

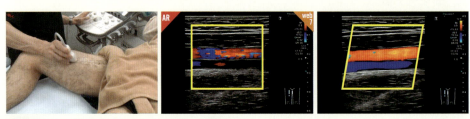

図12 スラント（ビームステア）機能の調整
超音波ビームが血管に対し垂直に入射すると、血流シグナルは不鮮明になる。スラント（ビームステア）機能を利用し、超音波ビームを血管に対し斜めに入射させると、血流シグナルは明瞭になる。

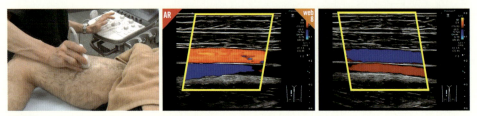

図13 スラント（ビームステア）の方向でカラーが変わる
スラント（ビームステア）の方向により動静脈の血流方向が逆転し、表示される色が変わる。

ピットフォール

スラント（ビームステア）機能

一般に、超音波プローブの特性からプローブ垂直下に出るビームが最も力強く感度が高い。スラント機能の角度が増すにつれ、感度が弱くなっていく欠点がある。スラント機能に依存しすぎるとドプラ感度が低下し、血流が検出されにくくなることがあるため、便利な機能であるが最小限の角度にとどめることを勧めたい。

ピットフォール

探触子の傾きでカラー画像が変わる

超音波ビームを血管に対し垂直に入射させると、血流方向がわかりにくく血流シグナルは不鮮明になる。一方、探触子をわずかに傾け（血管を斜め切りにするイメージで）、超音波ビームを血管に対し斜めに入射させることで血流方向が明確になり、血流は明瞭に描出される。ただし、探触子を傾ける方向により動静脈の血流方向が逆転し、スラント（ビームステア）機能と同様に表示される色が変わる（図14）。

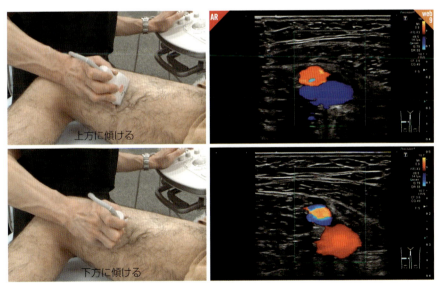

図14 探触子の傾きでカラーが変わる
探触子を傾ける方向により動静脈の血流方向は逆転し、表示される色が変わる。

3. パルスドプラ法

　血流速度の呼吸性変動や弁逆流時間を精度よく測定するには、低流速血流を検出できるようなドプラフィルタやドプラゲインの設定が重要である。また sweep speed（掃引速度）を一画面に5秒程度記録できるように遅く設定すると、計測が容易になる（図15）。

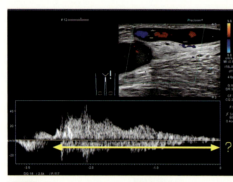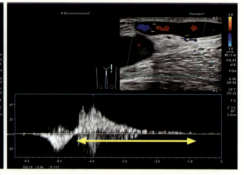

図15 sweep speed（掃引速度）
sweep speedを一画面に5秒程度記録できるように遅く設定すると、計測が容易になる。

ワンポイントアドバイス

角度補正
　血流速度を正確に測定するには、ドプラ入射角の調整が大切である。しかし、計測目的が逆流時間の測定だけに限られる場合、その重要性は高くはない。すなわち、ドプラ入射角の調整に時間をかけ過ぎず、短時間での測定を心がけたい。逆流時間を正確に測定するには、掃引速度を遅めに設定し、低流速成分が正確に測定できるように流速レンジやドプラフィルタを調整することが大切である。

> ### ワンポイントアドバイス
>
> **SMI（superb micro vascular imaging）**
> 　従来のドプラ法は低流速血流を検出する際、血流以外の対象物から発生する不要なドプラ信号であるモーションアーチファクトが血流描出の妨げとなっていた。SMIはモーションアーチファクト特有の特徴を解析し、これを除去する能力を高め、より低流速の血流を感度よくとらえることができる新しい血流イメージング法である。この機能を用いることで血管の開存性を正確に判定できる（図16）。
>
> 〈SMIの利点〉
> ・低流速レンジにおけるモーションアーチファクトの低減。
> ・高感度で微細血流を観測できる。
> ・高分解能で微細血流を観測できる。
> ・高フレームレートで血流を観測できる。
>
>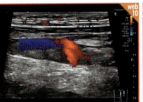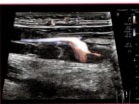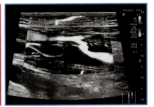
>
> color doppler imaging　　advanced dynamic flow　　superb micro-vascular
> 　　　（CDI）　　　　　　　　　（ADF）　　　　　　　imaging（SMI）
>
> **図16** SMI（superb micro-vascular imaging）
> 従来の血流表示では、大腿静脈に血流シグナルが検出されず完全に閉塞している。SMIを用いると一部開存していることがわかる。血管開存性評価に有用な機能である。

前処置と患者準備

　食事や服薬の制限は不要である。前処置は特に必要としないが、潰瘍が広範囲に生じている症例では、患部周囲にサージット®を貼布するか、イソジン®ゲルを塗布して観察する。

　検査に時間を要する場合もあり、あらかじめトイレなどを済ませてもらう。患者の衣服は鼠径部周囲が容易に描出できるようにしてもらう。下着等がエコーゼリーで濡れないよう配慮し、検査着がある場合は着替えてもらう。また、検査前の説明も大切である。

> ## 注意喚起
>
> **患者への説明と配慮**[5]
>
> 　静脈瘤患者は、下腿部の症状や隆起した蛇行血管の診療を目的に来院することがほとんどであり、下腿の病変部のみを露出すればよいと考えている場合が多い。検査に先立って鼠径部から観察する理由と目的などをしっかり説明する必要がある。また、検査にかかるおおよその時間を知らせることも大切である（表5）。検査終了部位のエコーゼリーはすみやかに拭き取ることを心がけ、タオルケットなどで覆い肌の露出部位を少なくし、体温保持に配慮したい（図17）。
>
> **表5　検査前の準備と説明**
>
> ・検査に時間を要する場合があるので、あらかじめトイレなどを済ませてもらう。
> ・検査室の温度は、皮膚を露出しても寒くないような適温とする。
> ・検査着に着替えるか、皮膚を露出しやすいように脱衣してもらう。
> ・検査する場所以外はバスタオルやタオルケットで覆い、肌の露出を少なくする。
> ・両下肢全体を検査しなければ、正確な診断が行えないことを説明する。
> ・検査にかかるおおよその時間を伝え、患者の不安を解消させる。
>
>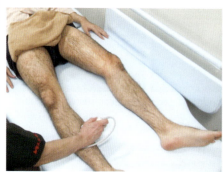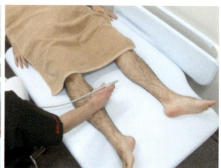
>
> **図17　患者への配慮**
> 検査が終了した部位のエコーゼリーを拭き取らずに、他の部位の検査に進んではならない。すみやかにエコーゼリーを拭き取り、バスタオルやタオルケットなどで肌の露出を少なくし、体温を保持する。

検査体位

　基本的に患者の全身状態に合わせて検査体位を選択する。静脈は体位により血管径が大きく変化し、描出される画像も大きく異なる。ときには所見が変わることもあるので留意したい。

1．深部静脈血栓症（DVT）検査（図18）

　大腿静脈より中枢側を仰臥位、末梢側を座位で施行する。体位変換困難な症例では全領域仰臥位で実施するが、肢位を工夫すると観察しやすくなる。その際、上半身を少しでも高くすると静脈は拡張し、観察しやすくなる。また、緊急搬送

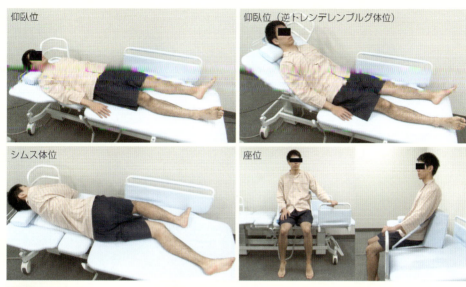

図18 検査体位

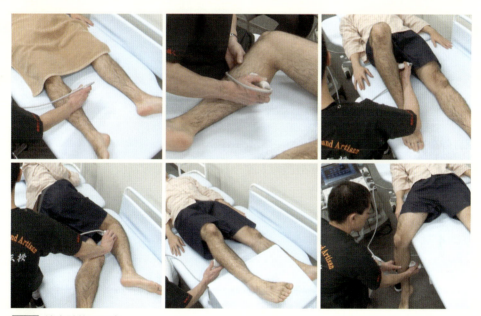

図19 検査肢位の工夫
ベッド上に安静状態で検査する際、肢位を工夫することで観察しやすくなる。ただし、安全面には十分注意して行う必要がある。

用のストレッチャーや狭いベッドで検査する場合、下腿部をベッドから下垂させてもよい[6]。ただし、いずれの場合においても安全面には十分配慮していただきたい（図19）。

> **ワンポイントアドバイス**
>
> **シムス体位（半腹臥位）（図20）**
>
> 　血管エコー検査の体位としては一般的ではないが、整形外科患者や仰臥位になれない患者等に有用な体位として知っておきたい。シムス体位は妊婦が楽な姿勢として広く一般に知られている。「ややうつ伏せに寝て片足を曲げる姿勢」、または「体の左右どちらかを下にして横になり、上になったほうの足を軽く曲げて前に出して寝る姿勢」である。恐らく、細かいことがわからなくても楽な姿勢を患者に取らせたらシムスの姿勢であることが多い。
>
>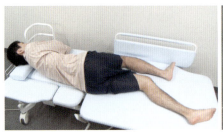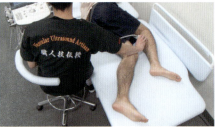
>
> **図20 シムス体位（半腹臥位）**
> 患者が楽な左右どちらかを下にして横になり、上になったほうの足を軽く曲げて前に出して寝る姿勢。両下肢の膝窩部から下腿部まで容易に検査できる。

2. 静脈瘤検査（図21　図22）

　静脈瘤の検査では、大伏在静脈の大腿静脈への合流部を立位、それ以外を座位で実施することが多い。立位や座位になれない患者の静脈弁不全に対する検査や治療は不要である。なぜなら長期臥床患者では、下肢静脈弁不全が増悪することは少ないからである。

1）立位（正面）

　高さを変えられるベッドを利用する場合、被検者の臀部の高さに調節し、ベッドに寄り掛からせた状態で行う。あるいは壁際で施行する場合は、壁に寄り掛からせた状態がよい。このとき、体を支えることができる手すりがあれば申し分ない。

　検査をしていない側の下肢に重心をかけ、検査する側の下肢は力を抜き、軽く前に出した姿勢が適している。ただし、肥満あるいは浮腫例では検査肢に重心をかけたほうが効率的な場合もある。

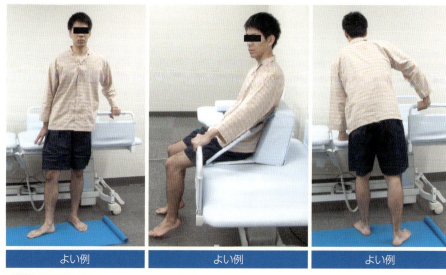

図21 検査体位①

非検査肢（左下肢）に重心をのせ、検査肢（右下肢）は力を抜き半歩前、あるいは後ろに出す。さらに足先を外側に向けることで観察しやすくなる。

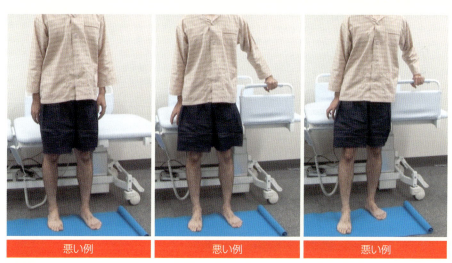

図22 検査体位②

ベッドが低く、手すりがないのは危険である。また検査肢（右下肢）に力が入っている場合や足先を外側に向けていない場合、観察しにくい。

2）座位

　座位で鼠径部を観察する場合、検査側の下肢を前方に投げ出し、上体を後ろに反らせて鼠径部をなるべく平坦にする。また膝窩部や下腿部を観察する場合、ベッドの端に浅く座らせ下肢を下垂した状態が適している。さらに足を検者の膝か椅子の上に乗せることで下肢はしっかり固定される。

注意喚起

立位検査

　静脈瘤検査では立位、あるいは座位で実施しなければ正確に診断することはできない。しかし、長時間の立位は転倒する危険性が高く、立位時間は5分以内にとどめたい。検査中、常に患者の一般状態に注意を払う必要がある。またベッド上での起立は、転倒時、重大な医療事故に直結するため禁忌である。

ワンポイントアドバイス

下肢静脈エコー検査に有用なベッドと座椅子の活用（図23）

　下肢静脈エコー検査は座位や立位で検査することもあり、他のエコー検査より転倒転落などの危険性が高い。検査者が患者の全身状態に配慮し、より安全に検査を実施することが求められる。近年では、エコー検査用のベッドや座椅子が開発され製品化されている。患者の安全を確保し、患者が安心して楽に検査が受けられるよう積極的に活用したい。

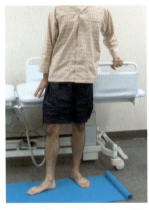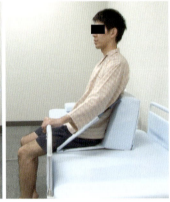

ランダルコーポレーション社製、カルディオミュー80、下肢エコークッション使用例

図23　安全なベッドと座椅子の活用

ベッドの高さを患者の身長に合わせて自由に変えることができ、手すりがつかめるようになっている。また、座椅子を活用することで、背側への転倒を防ぐことができる。

4 身体所見の取得

問診・視診・触診

　検査に先立って現病歴や既往歴、血液凝固線溶系検査データを確認する。特にD-dimerは血栓除外診断として有用である。被検者の下肢をよく観察し、症状を確認する。腫脹、疼痛、色調変化や静脈瘤存在範囲、色素沈着、潰瘍の有無など検査を進めるうえで参考になる所見である。さらに表在静脈の検査では、検者の指で静脈の走行を大まかに確認することで多くの情報が得られる。表在静脈の血栓は硬い構造物として簡単に触知される。一方、不全穿通枝が存在すれば、筋膜穿通部位では丸く穴が開いている感触が指先に伝わる（図24）。

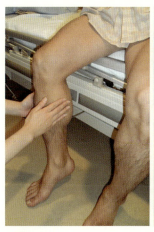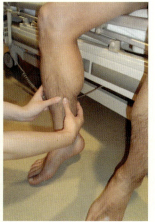

表在静脈の血栓は硬い構造物として触知される。また、不全穿通枝の筋膜穿通部位では、丸く穴が開いている感触が指先に伝わる。

図24 触診（文献3、10より引用）

ひとくちメモ

ホーマンズ徴候（Homan's sign）（図25）
　膝関節を伸展した状態で足関節を背屈させ、下腿三頭筋（ふくらはぎ）の疼痛が生じれば陽性と判定する。これは下腿のDVTや血栓性静脈炎を診断する際、身体所見の一つとして参考にされる。

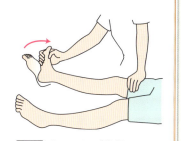

図25 ホーマンズ徴候

ひとくちメモ

D-dimer の用い方

D-dimer は DVT に特異的に上昇するのではなく、炎症性疾患、急性大動脈解離、動脈瘤、閉塞性動脈硬化症、手術後、感染、播種性血管内凝固症候群（DIC）、悪性腫瘍、肝硬変、外傷、加齢などでも上昇する[7]。したがって、DVT の除外診断のみに使用できると考えたほうがよい。また、抗凝固療法中止後の D-dimer の上昇は DVT の再発の指標となるため、抗凝固療法の継続期間や終了時期の判断に参考となる[7]。

ワンポイントアドバイス

すぐわかる！ 動脈性と静脈性病変の鑑別

一般に、動脈性病変では下肢が「痛い、冷たい、脈が触れない」症状を有することが多い。一方、静脈性病変では下肢は浮腫み、痛みは少なく痒い、足は比較的温かく脈が触れる（浮腫みが強い場合は触れにくい）特徴があり、両者を容易に鑑別できる。また、動脈性と静脈性の潰瘍や色調変化は発症部位が異なる。動脈性は足先から発症し、静脈性は下腿下部から発症することを知っておきたい（図26）。

動脈性の潰瘍：痛い、冷たい、脈が触れない

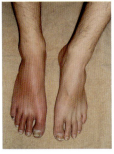 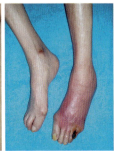 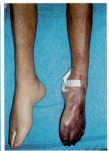 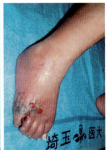

静脈性の潰瘍：痛みは少ない（痒い）、温かい、脈は触れる（浮腫んでいるときは触れにくい）

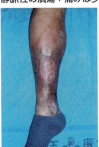 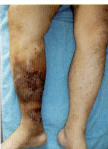 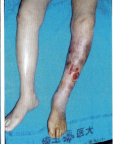 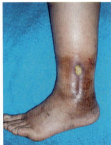

図26 動脈性と静脈性病変の鑑別

DVT における臨床的確率の評価法

外来診察時やすぐに検査を実施できない場合、DVT の臨床確率（ 表6 ）[8]、 表7 [9]）によるリスクレベルの把握が有効である。また、リスクレベルを把握していることで、効率的な検査が実施できるようになる。

日本超音波医学会・日本静脈学会・日本脈管学会が共同で作成した『超音波による深部静脈血栓症・下肢静脈瘤の標準的評価法』[10]では、従来のような臨床症状のみで DVT の超音波診断を行うことは偽陽性率が高くなり、経済的にも非効率的としている（ 表8 ）[11]。そのため D-dimer との組み合わせで、静脈エコーを応用することを推奨している[10]。臨床症状のみではなく危険因子（ 図27 ）を加味したこれらの臨床確率による階層化を行い、各リスク群に合わせた検査方法を選択することを推奨している（ 図28 ）[10,12]。また、陰性であれば DVT をほぼ除外することが可能なため DVT リスク中等度以下の症例では D-dimer を測定し、

表6 DVT 危険因子の階層化例（Caprini score）（文献 8 より改変）

1点	2点	3点	5点
・41～61歳 ・小手術 ・BMI > 25kg/m² ・下肢の腫脹 ・静脈瘤 ・妊娠または産褥期 ・説明できない習慣性流産 ・経口避妊薬服用またはホルモン補充療法 ・敗血症（1ヵ月以内） ・重症肺疾患（肺炎含む） ・肺機能異常 ・急性心筋梗塞 ・うっ血性心不全（1ヵ月以内） ・炎症性腸疾患の既往 ・内科疾患による安静	・61～74歳 ・関節鏡視下手術 ・開腹大手術（45分超） ・腹腔鏡下手術（45分超） ・悪性疾患 ・ベッド安静（72時間超） ・ギプス固定 ・中心静脈アクセス	・75歳以上 ・VTE の既往 ・VTE の家族歴 ・第Ⅴ因子ライデン変異 ・プロトロンビン20210A 突然変異 ・ループス抗凝固因子 ・抗カルジオリピン抗体 ・血清ホモシステイン上昇 ・ヘパリン起因性血小板減少症 ・他の先天性、後天性血栓傾向	・脳卒中（1ヵ月以内） ・待機的関節形成術 ・股関節、骨盤、下肢骨折 ・急性脊髄損傷

total score	risk	DVT 発生率（%）
0～1	低	< 10
2	中	10～20
3～4	高	20～40
≧5	最高	40～80（1～5% に致死的 PE）

表7 pretest clinical probability score（PTPスコア）(文献9より改変)

臨床所見	score
担がん状態（6ヵ月以内の診断または姑息的）	1
完全・不全麻痺、下肢ギプス固定	1
3日以上のベッド上安静、4週間以内の大手術	1
深部静脈に沿った圧痛	1
下肢全体の腫脹	1
下腿の周径差3cm以上	1
圧痕を残す浮腫	1
表在側副血行路の発達（下肢静脈瘤以外）	1
DVT以外の診断	−2

DVTリスク	PTP score
低リスク（DVTの確率=3%）	0
中リスク（DVTの確率=17%）	1〜2
高リスク（DVTの確率=75%）	3以上

表8 DVTと臨床所見上鑑別が必要な疾患 (文献11より改変)

分類	疾患例
筋骨格系	外傷、血腫、筋炎、腱炎、ベーカー嚢腫、滑膜炎、骨関節炎、骨髄炎、腫瘍、骨折
神経系	坐骨神経痛、下肢麻痺
静脈性	静脈炎、DVT後遺症
動脈性	急性動脈閉塞、動静脈奇形
全身性浮腫	心原性、腎性、低蛋白血漿
皮膚性	皮膚炎、蜂窩織炎、リンパ浮腫
限局性浮腫	妊娠、経口避妊薬服用、安静

検査が陽性のときのみ画像診断を施行し確定診断を行う。臨床的に高確率の場合はD-dimerが陰性でもDVTを否定できないため、D-dimerを測定せずに画像診断を行う[7]。

CEAP臨床分類

慢性下肢静脈疾患の診断には、国際的臨床分類であるCEAP分類[14]が多用される（表3）。CEAP分類は臨床所見（Clinical manifestation）、病因（Etiologic factors）、解剖学的所見（Anatomic distribution of disease）、病態生理所見（Pathophysiologic findings）の4項目の評価からなる。やや複雑ではあるが、慢性下肢静脈疾患の病態を的確に把握し正確に診断できる。

血流の停滞
長期臥床　肥満　全身麻酔　下肢麻痺　下肢ギプス包帯固定　下肢静脈瘤

心肺疾患（うっ血性心不全、慢性肺性心など）	各種手術、感染症、外傷、骨折	脱水、妊娠、多血症
中心静脈カテーテル留置 カテーテル検査・治療 血管炎を伴う疾患 高ホモシステイン血症	熱傷 抗がん薬 悪性疾患 心筋梗塞 抗リン脂質抗体症候群 発作性夜間血色素尿症 ネフローゼ症候群 炎症性腸疾患	アンチトロンビン欠損症 プロテインC欠損症 プロテインS欠損症 プラスミノゲン異常症 異常フィブリノーゲン血症 Ⅶ因子欠乏症 組織プラスミノーゲン活性化因子インヒビター増加 トロンボモジュリン異常 活性化プロテインC抵抗性 プロトロンビン遺伝子の点変異 骨髄増殖性疾患
血管内皮障害	血液凝固能亢進	

図27 Virchowの三因

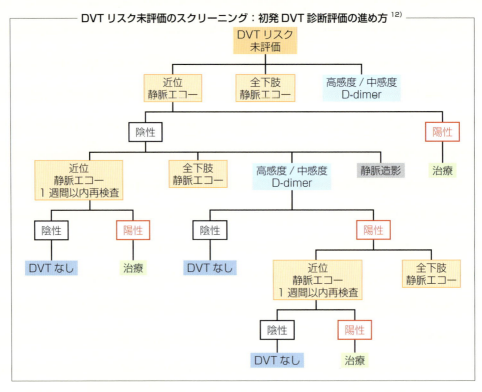

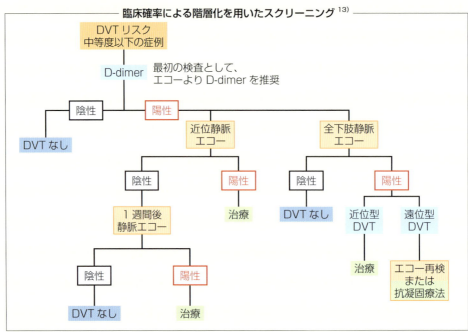

図28 DVTのスクリーニング（文献12、13より改変）

ひとくちメモ

脂肪皮膚硬化症（lipodermatosclerosis：LDS）（図29）

CEAP分類のC4bに脂肪皮膚硬化症が属する。これは静脈周囲の脂肪組織が炎症性硬化を起こし、潰瘍形成の危険性が高い状態である。このとき、静脈瘤は埋没し目立たなくなり、指で触れると周囲に比べて硬く触れ、色素沈着を伴うことが多く足首がしまって見えることも多い。LDSが急性増悪した場合、発赤や圧痛が起こり、蜂窩織炎や血栓性静脈炎と類似する。血栓性静脈炎では、血栓が充満しているため触診で触れるが、LDSでは、静脈瘤が柔らかく触れることで両者を鑑別できる。本症は進行した伏在型静脈瘤で起こり、立ち仕事ではない高齢者にもきたすことがあるので留意したい[15]。

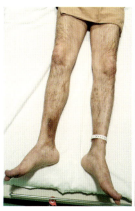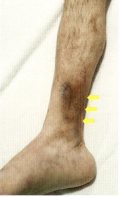

静脈瘤は目立たず、指で触れると周囲に比べて硬く触れる。色素沈着を伴うことが多く、足首がしまってみえることが多い。

図29 脂肪皮膚硬化症（LDS）

ひとくちメモ

足のつり（こむら返り）

足のつり（こむら返り）の原因は多岐にわたるため、正確な鑑別診断は困難なことが多い。就寝中、特に明け方に起こることが多く、ふくらはぎだけではなく足趾や大腿に生じることもある。通常、静脈瘤の症状だとは思っていない患者が多く、問診時に尋ねたほうがよい。静脈瘤による足のつりは静脈瘤の初期にきたしやすく、静脈瘤の進行とともに生じなくなる特徴を有する。すなわち「以前、寝ているときによくつったけれども、最近はつらなくなった！」と訴える患者が多い[15]。

5　災害医療における下肢静脈エコー（図30）

　被災地での下肢静脈エコー検査は、病院での検査業務と異なることが多い。医療支援活動へ参加する前に、あらかじめ把握しておきたい事項をまとめた。

検査環境

　病院の検査室では完全に個室化され、部屋の明るさや温度、ベッドの高さなど検査に適した条件に調節可能である。しかし避難所ではこれらの調節は不可能なことが多い。それぞれの避難所の環境に合わせて工夫し、検査環境を整える必要がある。

検査機器

　災害時の医療現場では、機動性に優れる小型や携帯型の超音波診断装置が多用される。そのため、普段使用していない装置で検査を行わなければならないことが多い。検査を効率よく実施するためには、あらかじめ使用方法の習熟が必要である。

検査体位

　被検者の検査体位は、病院での体位と大きな違いはない。避難者の全身状態に合わせて選択すればよい。基本は座位とし、座位になれない人は仰臥位で実施する。一方、検者の検査姿勢は、病院とは大きく異なり床に直接座って検査を行うことが多い。

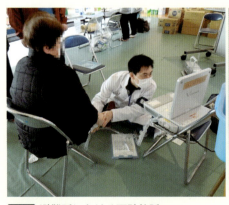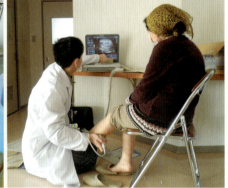

図30　避難所における下肢静脈エコー

検査時間と部位

避難所で行う検査では、検査時間や部位に制限がある。検査時間はレポート作成を含めて一人3〜5分程度、検査部位は下腿部に限定される。検査は短時間ではあるが、過酷な避難生活を余儀なくされている避難者への心温まる対応も決して忘れてはならない。

評価

病院で行う検査と同様、ガイドラインに準じた評価を行う。その際、血栓の有無だけを評価するのではなく、血栓を有する症例では血栓の性状や形態、血管壁との固定性、血栓を有しない症例ではDVT発生頻度の高いひらめ静脈の拡張の有無などを評価する。

〈引用・参考文献〉
1) 山本哲也."下肢静脈".血管エコー.東京,ベクトルコア,2014,140-75.(コンパクト超音波αシリーズ).
2) 循環器病の診断と治療に関するガイドライン(2008年度合同研究班報告).肺血栓塞栓症および深部静脈血栓症の診断,治療,予防に関するガイドライン(2009年改訂版).http://www.j-circ.or.jp/guideline/pdf/JCS2009_andoh_h.pdf.
3) 山本哲也."下肢静脈エコー".めざせ!血管エコー職人.東京,中外医学社,2013,150-92.
4) 山本哲也.基礎理論の臨床応用技術:血管領域.超音波基礎技術テキスト.超音波検査技術特別号.37(7),2012,229-50.
5) 山本哲也ほか.下肢静脈瘤の超音波検査法.下肢静脈疾患と超音波検査の進め方.2005,81-95.(Medical Technology別冊 超音波エキスパート6).
6) 山本哲也ほか.血管エコー実施時の注意点:検査手順とピットフォール.Vascular Lab.3(4),2006,77-84.
7) 肺血栓塞栓症および深部静脈血栓症の診断,治療,予防に関するガイドライン(2017年改訂版).http://www.j-circ.or.jp/guideline/pdf/JCS2017_ito_h.pdf(2018年3月閲覧)
8) Joseph, A. et al. VTE Risk Factor Assessment Tool. CHEST. 141, 2012, 227-77s.
9) Wells, PS. et al. Value of assessment of pretest probability of deep-vein thrombosis inclinical management. Lancet. 350, 1997, 1795-8.
10) 松尾汎ほか.超音波による深部静脈血栓症・下肢静脈瘤の標準的評価法.日本超音波医学会.2017.http://www.jsum.or.jp/committee/diagnostic/pdf/deep_vein_thrombosis.pdf(2018年3月閲覧)
11) Prandoni, P. et al. Deep vein thrombosis of the lower limbs : diagnosis and management. Baillieres Best Pract Res Clin Haematol. 12, 1999, 533-54.
12) Guyatt, GH. et al. Introduction to the ninth edition : antithrombotic therapy and prevention of thrombosis, 9th ed : American college of chest physicians evidence-based clinical practice guidelines. Chest. 141 (2 Suppl), 2012, 48S-52S.
13) Bates, SM. et al. Diagnosis of DVT : antithrombotic therapy and prevention of thrombosis, 9th ed : american college of chest physicians evidence-based clinical practice guidelines. Chest. 141 (2 Suppl), 2012, 351S-418S.
14) Eklof, B. et al. Revision of the CEAP classification for chronic venous disorders : consensus statement. J Vasc Surg. 40, 2004, 1248-52.
15) 広川雅之."静脈瘤の初期に起こる足のつり".これでわかった下肢静脈瘤診療.東京,日本医事新報社,2009,18.

第2章

静脈エコーの攻略法

1 深部静脈血栓症（DVT）の攻略法

1 描出方法と正常像

下大静脈

　体位は仰臥位を基本とし、腹部の力を抜くように指示する。

　横断面走査で心窩部正中（肋骨弓窩アプローチ）に探触子を接触させ、拍動性に富む腹部大動脈を描出させる。検査に先立って腹部大動脈瘤がないことを確認しておく（図1）。その画面向かって左側に下大静脈は描出される（図2）。血管の同定が難しい場合、カラードプラ法を併用することで容易になる。一般に、腹部大動脈は正円、下大静脈は扁平化して観察される（図3）。ただし、静脈圧が上昇している場合、正円として描出される。探触子を心臓側に傾けると下大静脈の右房への流入部位が観察される。探触子を末梢側へ連続的に走査すると左右腎静脈の合流が確認される。さらに下方へ走査し、臍部付近では左右の総腸骨静脈合流部が観察される。

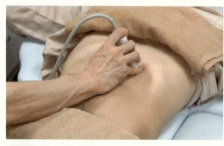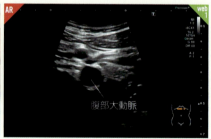

図1　下大静脈の描出
下大静脈は、腹部大動脈を目印に描出させる。検査に先だって、腹部大動脈瘤がないことを確認する。

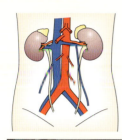

a：腹部大動脈を横出する。
b：探触子を患者の右側に移動させると下大静脈が描出される。
c：探触子を時計方向に90°回転させると、下大静脈縦断像が描出される。
d：探触子を患者のやや左側に移動させると、腹部大動脈の縦断像が描出される。

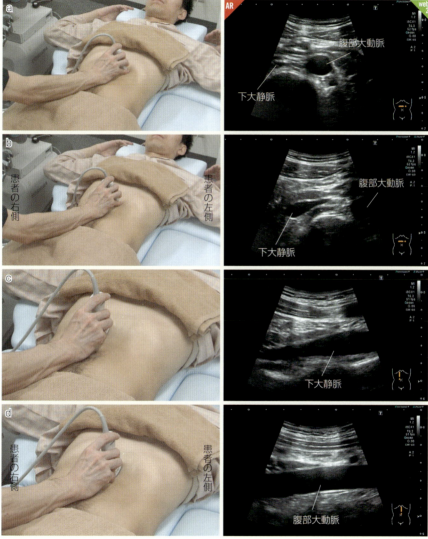

図2 下大静脈と腹部大動脈の位置関係

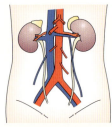

a：腹部大動脈を描出させる。血管の同定が難しい場合、カラードプラ法を併用する。
b：探触子を患者の右側に移動させると下大静脈の横断像が描出される。
c：下大静脈を同定できたら、末梢側へ走査していく。通常、腹部大動脈は正円、下大静脈は扁平化して観察される。

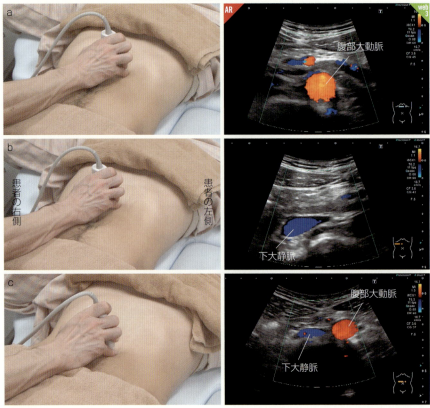

図3 下大静脈の描出

職人技伝授

呼吸を調整する（図4）

下大静脈は、静脈圧が高くない症例では扁平化しているため描出が鮮明なことがない。特に肥満例においては、血管深度が深くその傾向は高い。カラードプラ法で血流の有無は確認されても、Bモードで血管内腔を詳細に観察することは難しい。

一般に、吸気時には胸腔内圧が下がるので心臓への静脈還流量は増加する。しかし、吸気時に息を止める（バルサルバ負荷）ことで胸腔内圧が上昇し、心臓への静脈還流量は減少する。このとき下大静脈は拡張し、呼吸性の変動がなくなり安定した画像が得られるようになる。また、吸気時には肺が拡張し、横隔膜が下降することで肝臓は押し下げられる。すなわちこの押し下げられた肝臓を音響窓として利用することで、明瞭な画像が得られるようになる。

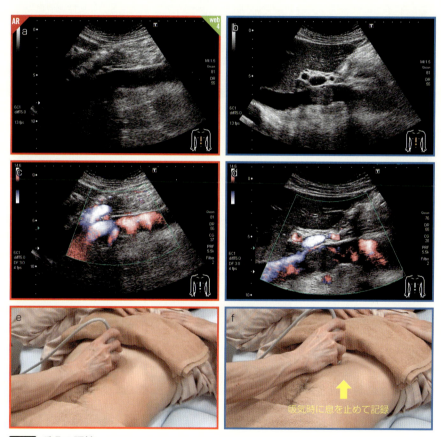

図4 呼吸の調節

同一患者の同日、同一部位を示す。赤枠は不適切、青枠は適切に画像を描出している。
aでは下大静脈内に異常は指摘されない。一方、bでは腫瘤状病変が観察されている。cでは下大静脈内部全体に血流シグナルが描出されている。一方、dでは腫瘤を避けて流れる血流が観察される。
赤枠は呼吸を調整していない。一方、青枠は吸気時に息を止め、肝臓を音響窓にして描出している。
呼吸を調整するだけで得られる所見も変わる。動画を何度も再生し、下記について注目していただきたい。
赤枠は呼吸の影響で画像が揺れているが、青枠は画像の揺れはなく、安定している。また、肝臓を音響窓にしたことで、血管は深い位置に描出されているが、エコーの透過性がよい。

職人技伝授

側臥位で側面から観察する（図5）

　腹部がふくよかな症例では、仰臥位での腹壁アプローチでは血管深度が深く、下大静脈は不鮮明なことが多い。このような場合、左側臥位でやや右側面からアプローチすることで、腹部大動脈の前方に下大静脈が描出され診断距離が短くなる。

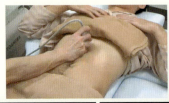
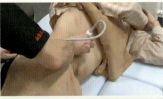

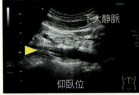
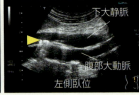
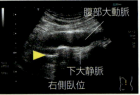

図5 側臥位で側面から観察する

（矢頭は IVC フィルタ）

ワンポイントアドバイス

下大静脈内部の確認（図6）

　Bモード単独による下大静脈内部の評価は困難なことが多く、カラードプラ法や、近年各社から開発されている高分解能カラー表示法の併用が有効である。血流シグナルが欠損する部位を認める場合は血栓の可能性を疑い、Bモードの装置条件を最適な状態に調整し確認したい。時にはリニア型探触子が有用な場合もあり、試していただきたい。

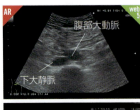
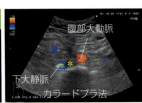
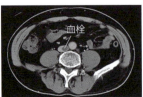

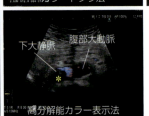

図6 下大静脈内部の確認

（＊印は血栓）

ピットフォール

左側下大静脈と重複下大静脈（図7）

　下大静脈が腹部大動脈の左側を走行する左側下大静脈や、腹部大動脈の両側を走行する重複下大静脈は、下大静脈の奇形として多くみられる。下大静脈を観察する際、横断面走査で腹部大動脈との位置関係に留意したい。左側下大静脈は、腎静脈レベルで大動脈前方を横切るタイプが多く、同部位では器質的に狭小化をきたすことがあり、注意深く観察したい。また、腸骨静脈圧迫症候群（iliac compression syndrome）を合併する際、右総腸骨静脈が狭窄をきたし血栓の好発部位となる。なお左側下大静脈が描出しにくいとき、右側臥位で左側面から観察するとよい。

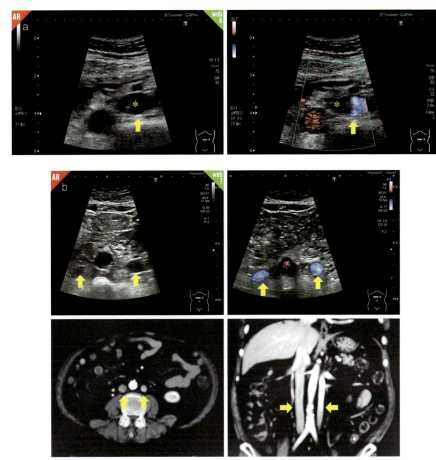

（矢印は下大静脈、＊印は血栓を示す）

図7　左側下大静脈と重複下大静脈
a　左側下大静脈：腹部大動脈の左側を、下大静脈が走行している。
b　重複下大静脈：腹部大動脈の両側を下大静脈が走行している。

腸骨静脈

体位は下大静脈と同様、仰臥位が基本である．

1. 中枢側から観察する方法（図8　図9）

臍部やや上方から横断面走査でアプローチすると、画面の右側に腹部大動脈、左側に下大静脈が描出される。その際、カラードプラ法を併用することで同定は容易になる[1]。探触子を末梢側へ連続的に移動させると腹部大動脈が左右の総腸骨動脈に分岐し、そのやや末梢側で左右の総腸骨静脈が下大静脈に合流する。総腸骨静脈が最も深部を走行する付近で、深部から内腸骨静脈、表在側から外腸骨静脈が合流する。通常、腸骨動脈の背側を腸骨静脈が走行するため、動脈をメルクマールにすると描出しやすい[1, 2]。

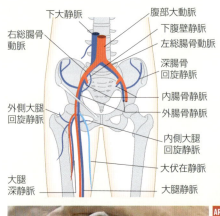

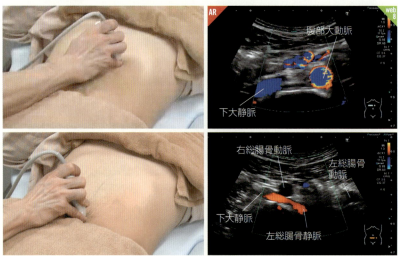

画面の右側に腹部大動脈、左側に下大静脈が描出される。探触子を末梢側へ移動させると、臍部付近で腹部大動脈が左右の総腸骨動脈に分岐する。そのやや末梢側で、下大静脈に総腸骨静脈が合流する。

図8 腸骨静脈の描出：腹部側からのアプローチ

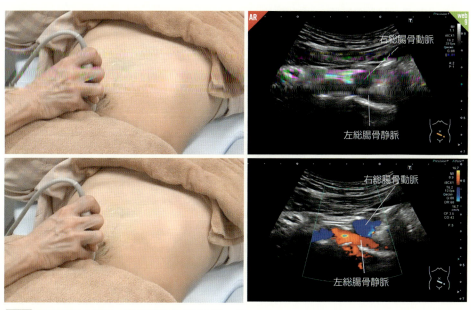

図9 腸骨静脈の描出：腹部側からのアプローチ

横断面から探触子を時計方向に45°ぐらい回転させると、右総腸骨動脈と腰椎の間を通る左総腸骨静脈縦断像が描出される。カラードプラを併用することで、血流が明瞭に描出され、観察しやすい。

職人技伝授

偽腸骨静脈圧迫症候群（pseudo iliac compression syndrome）所見を活かす（図10）

　一般に、腸骨静脈検査時には探触子による圧迫のし過ぎによって生じる偽腸骨静脈圧迫症候群に注意が必要である。しかし、偽腸骨静脈圧迫症候群を利用することで、同部位の血流確認の際、有用なテクニックにもなる。血流の描出が不明瞭なとき、あえて同部位の血流を途絶させ、その後、力をゆっくり緩めると、右総腸骨動脈と腰椎の間を通る左総腸骨静脈の血流が明瞭に描出されるようになる。また、左側臥位や左下肢を立膝にしてもらうことも同部位の観察には有効である。

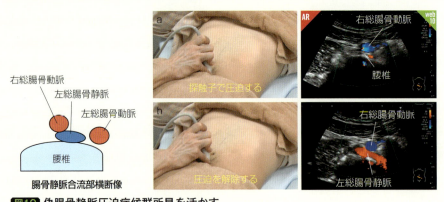

図10 偽腸骨静脈圧迫症候群所見を活かす
a　探触子で圧迫すると、左総腸骨静脈は右総腸骨動脈と腰椎に挟まれ、血流が遮断される。
b　圧迫を解除すると、左総腸骨静脈の血流が明瞭に描出される。

2．末梢側から観察する方法

1）鼠径靭帯からのアプローチ（図11）

　総腸骨静脈が同定されない場合、鼠径靭帯側からのアプローチをお勧めしたい。この付近では、外腸骨静脈遠位側が体表面に近い位置を走行しているため確実に描出できる。同部位からコンベックス型探触子の弓状の形状を活かし、外腸骨静脈から中枢側へ縦断面走査で総腸骨静脈まで連続的に描出する。その際のコツは、腸骨動脈を押すように力を加えて走査することである。カラードプラを併用する際、腹式呼吸を軽くさせることも有効である。吸気時には静脈は拡張し、呼気時には血流シグナルが明瞭に描出される。腹式呼吸が深過ぎると描出しにくくなるので留意したい。

2）腸腰筋を目印にアプローチ（図12）

　上記の鼠径靭帯部からアプローチが困難な場合、腸骨前方の腸腰筋を目印に血管を同定することをお勧めする。横断面で血管深度をやや深く設定し、腸腰筋を描出させる。その側方を接するように走行する動静脈を検索する。また、縦断面では腸腰筋を描出した後、超音波ビームをやや内側に傾けると動静脈が同定できる。

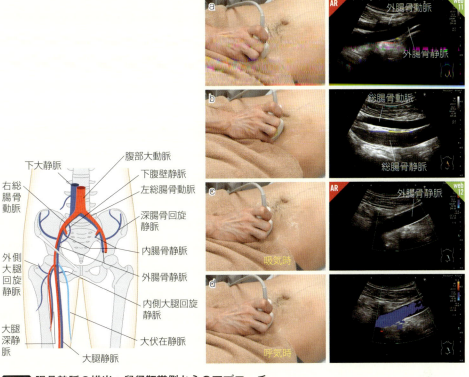

図11 腸骨静脈の描出：鼠径靭帯側からのアプローチ

a 鼠径靭帯側から縦断面でアプローチする。b コンベックス型探触子の弓状の形状を活かし、中枢側へ走査し、総腸骨静脈まで描出する。動脈の下方に静脈を描出させ、腸骨動脈を押すように走査することがコツである。c カラードプラを併用して観察する際、腹式呼吸を軽くさせることも有効である。吸気時には血流シグナルは消失するが、静脈は拡張する。d 呼気時には、血流シグナルが明瞭に描出され、検査しやすくなる。

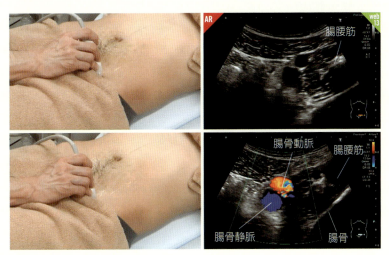

図12 腸骨静脈の描出：腸腰筋を目印にアプローチ

腸骨前方の腸腰筋を目印に、血管を同定してもよい。横断面で血管深度をやや深く設定し、腸腰筋を描出させる。その側方に接するように走行する動静脈を検索する。

職人技伝授

腸骨静脈を短時間！ 簡単！ きれい！ に描出するコツ

　腸骨静脈描出が苦手な検査者は多い。しかし最近の超音波診断装置は、以前より苦労せずに簡単に描出できる性能を有している。最初からCTに丸投げするのではなく、まずはエコーでみる習慣を付けたい。

　腸骨静脈のような苦手領域を克服するには解剖をよく理解することが大切である。一般に、解剖は正面像で学ぶことが多い。しかし、エコー検査では正面像に加え、側面像の解剖が役立つ（図13）。同部位の解剖学的特徴を知ることでエコー検査のポイントが理解され、短時間で簡単にきれいな画像を描出できるようになる。すなわち、上達への近道は解剖を熟知し、解剖に沿った検査をすることである。表1に腸骨静脈の解剖学的特徴と検査のポイントを示す。

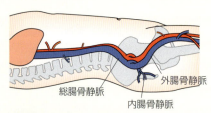

・動脈と静脈は併走
・動脈の背側に静脈が走行
・深部を斜めに走行
・だんだん深く、だんだん浅く走行

図13 側方からの解剖図

表1 腸骨静脈の解剖学的特徴とエコー検査のポイント

解剖学的特徴	エコー検査のポイント
動脈と静脈は併走している	動脈を目印に静脈を検索する。
動脈の背側に静脈が走行する	動脈を音響窓に利用して静脈を描出する。
動静脈の前方に消化管が存在する	消化管の影響を避けるため、外側からアプローチする。動脈と探触子との距離を近づけることを意識する。
深部を斜めに走行する	深部を走行するので圧迫法は不向きであり、斜めに走行するためカラードプラ法が有利である。
だんだん深く、だんだん浅く走行する	浅い側から血管を描出させることが有効である。その際、Bモードでは探触子の片側を押し、血管を真っ直ぐ描出させる。

職人技伝授

描出不良例における対処法[2, 3)]

1. 血管深度が深い場合の対処法（図14）

動静脈は併走しているため、前方を走行する動脈を音響窓に利用することでより明瞭に腸骨静脈は描出できる。その際、動脈の下方に静脈を描出させ、探触子と動脈との距離を近づけることを意識し、静脈が圧縮されない程度の適度な力を加え走査する。Bモードでは探触子の片側を押し、エコー画面に真っ直ぐ静脈を描出させると明瞭な画像が得られる。

2. 腸管ガスが多い場合の対処法（図14）

消化管ガスの影響を受け画質が不良な場合、下腹部正面からアプローチせず、下腹部側方からアプローチする。その際、探触子で下腹部に力を加え、末梢から中枢側へガスを移動させるように走査するとガスの影響を少なくできる。探触子を接触させた際にガ

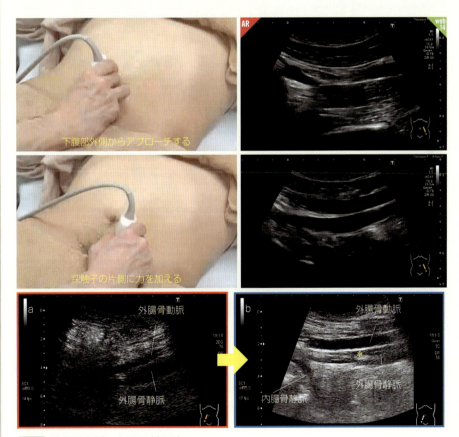

図14 描出不良例における対処法

消化管ガスの影響を受けて画質が不良な場合は、下腹部正面からアプローチせず、下腹部側方からアプローチする。その際、①動脈を音響窓にして静脈を描出させる。②探触子に血管をなるべく近づけて観察する。③血管壁と超音波ビームを直交させるように描出させる。これらを実践することで、a（赤枠）からb（青枠）に画像が変化し、血栓像は検出される（*は血栓を示す）。

スが豊富にみられる症例でも、力を加えたまま探触子を保持すると徐々に鮮明にみえてくることもある。どうしても描出されない場合、他の部位を観察した後、再度アプローチすると描出されることもある。いずれにしても腸管ガスの対処法は、すぐに諦めずに根気強く観察することである。

3．巨大腫瘍がある場合の対処法（図15）

　巨大な卵巣腫瘍や子宮筋腫などにより、通常のアプローチが困難な症例に遭遇することがときどきある。描出に苦慮する際、鼠径靭帯側からアプローチを開始する。このとき、腫瘍部を避け、探触子の弓状の形状を利用し、なるべく外側から中枢側へと走査する。腫瘍のエコー輝度が無エコーに近い場合、一部音響窓に利用することも有効である。このアプローチは妊婦にも応用できる。

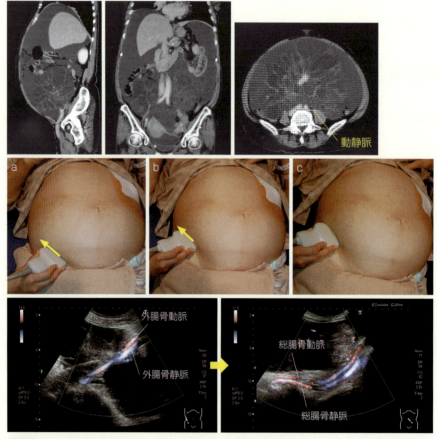

図15 巨大卵巣腫瘍における対処法（妊婦も同様に対処する）
　a　鼠径靭帯から中枢側へ走査する。b　腹部側方からアプローチする。c　低エコー輝度の音響窓を利用する。

注意喚起

見落としを減らす検査範囲（図16）

下肢静脈エコー検査の観察範囲は下肢だけに止めず、可能な限り広範囲を観察することをお勧めしたい。下肢腫脹の原因検索時に思わぬ病変を発見することも少なくなく、腹部大動脈瘤や大動脈解離はしばしば検出される。また、腫瘍塞栓に伴う下肢腫脹例を経験することも多く、必ず腎静脈合流部より中枢側から観察することを推奨する。特に腎細胞がんは下大静脈進展をきたす症例が多いため、念頭に置いて観察したい。

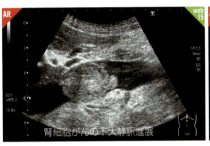 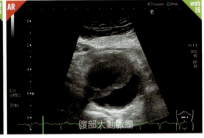

図16 見落としを減らす検査範囲

腎静脈合流部より中枢側から観察する。しばしば思わぬ病変を発見することもある。

職人技伝授

腸骨静脈血流を増強させるテクニック[2]（図17）

静脈還流は胸郭の運動や筋ポンプ作用、動脈による押し上げ、下肢の高さ、静脈弁が関与する。下大静脈や腸骨静脈には静脈弁はほとんど存在しないが、これらの作用を理解し血流を増強させる手段を数多く実践できることが大切である。

一般に、呼吸負荷法やミルキング法、腹部圧迫や体位変換などの血流の誘発方法は広く普及している。しかしこれらの方法は手技的に未熟であると、満足いく血流増強が得られない場合や断面がずれることもしばしばある。その際、検査肢側の膝を立てるように曲げる方法や、足部の屈伸運動も腸骨静脈の血流を効果的に増やすことができる。これらの方法は被検者の協力が得られれば、検者は何もすることはなく、探触子を保持することだけに集中できるため断面がずれる心配はない。初心者でも簡便に実施できる方法なので、ぜひ試していただきたい（表2）。

安静状態では、静脈血流は描出されにくい。

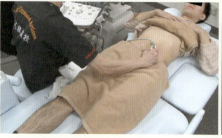
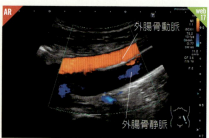

①ゆっくり深呼吸させる
吸気時、静脈血流は遮断され、静脈は拡張する。

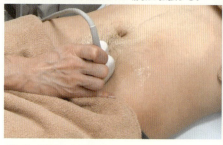
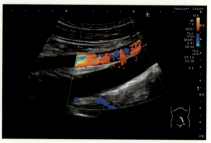

呼気時、静脈血流は明瞭に描出される。

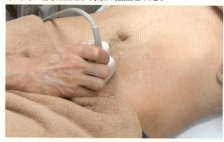
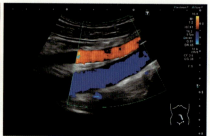

②臍部上方を軽く圧迫する
臍部上方を軽く圧迫すると、静脈血流は遮断される。

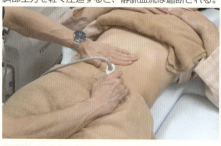
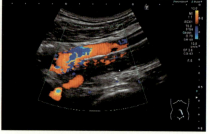

図17 腸骨静脈血流を増強させるテクニック

圧迫を解除すると、静脈血流は明瞭に描出される。

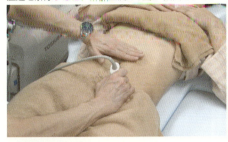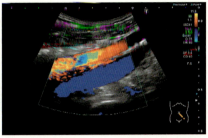

③**大腿部を圧迫する**
大腿部を圧迫しても、静脈血流は明瞭に描出される。

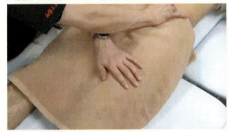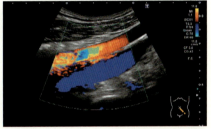

④**検査肢側の膝を立てるように曲げる**
安静状態では、静脈血流は描出されていない。

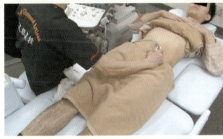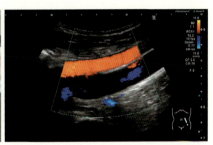

膝を立てるように曲げることで、静脈血流は明瞭に描出される。

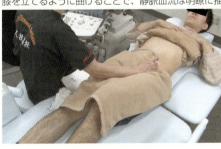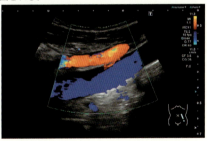

図17 腸骨静脈血流を増強させるテクニック（つづき）

⑤検査肢側の足部の屈伸運動
安静状態では、静脈血流は描出されていない。

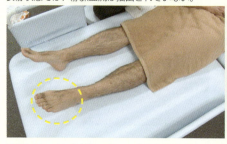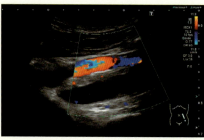

足部をゆっくり曲げることで、静脈血流は明瞭に描出される。

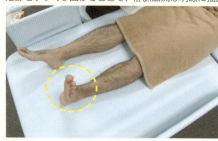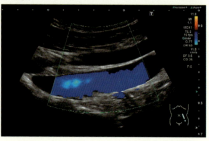

図17 腸骨静脈血流を増強させるテクニック（つづき）

表2 腸骨静脈血流誘発のコツ

- 腸骨静脈より末梢側をミルキングする。
- 腸骨静脈より中枢側を圧迫する。
- ゆっくり深呼吸させる。
- 検査肢側の膝を立てるように曲げる。
- 足部を前後に屈伸させる。
- 仰臥位で誘発されない場合、側臥位にする。

※注意：血流誘発法は血栓を遊離させる危険性があり、注意深く実施する。

大腿静脈（図18 図19）

　体位は仰臥位を基本とするが、体位変換可能な症例では鼠径靭帯付近を除き、座位で確認すると静脈は拡張し観察しやすい。鼠径靭帯付近から横断面走査で観察すると、大腿動脈と大腿静脈が並んで描出される。鼠径部からやや末梢側へ探触子を移動させると、大腿動脈分岐部付近で大伏在静脈と大腿静脈の合流部が観察され、さらに末梢へ移動させると大腿静脈と大腿深静脈の合流部が観察される。この付近では比較的浅い位置を走行するため容易に描出できる。初心者が注意する点は、あまり強く探触子を押さえ過ぎないことである。なぜなら静脈は低圧で

あり容易に虚脱してしまうからである。深部静脈が同定されない場合、動脈周囲を確認する。また、下肢腫脹例などのエコー透過性の悪い症例では、コンベックス型探触子が有効である。

鼠径部付近から横断面走査で観察すると、大腿動脈と大腿静脈が並んで描出される。

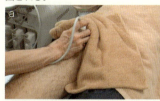 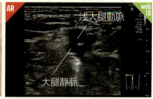

大腿静脈は大腿部内側を走行している。動脈を目印にしながら走査する。

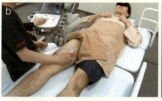 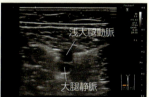

探触子を時計方向に90°回転させると、縦断面像が描出される。

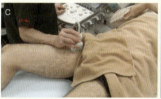 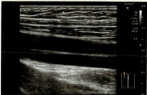

大腿部近位側では、大腿静脈に深大腿静脈が合流している。

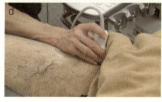 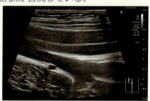

カラードプラ法を用いると描出しやすい

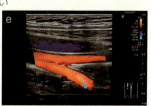

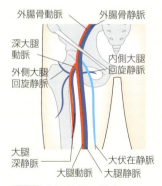

図18 大腿静脈の描出

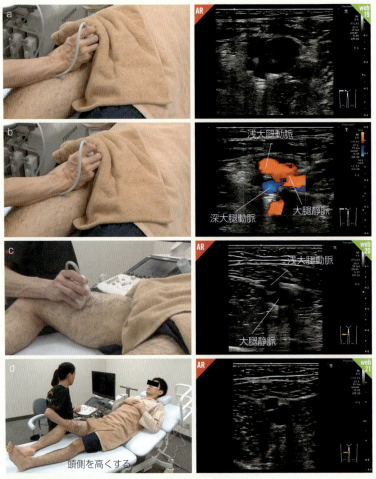

図19 大腿静脈描出のコツ
a 大腿静脈が虚脱し不鮮明な場合、深呼吸させることで静脈は拡張し、鮮明に描出される。b カラードプラ法を併用し深呼吸させると、血管開存性を確認しやすい。c 血管に対し垂直に超音波ビームを入射させることで、明瞭に描出される。d 頭側を高くすると静脈は拡張し、描出しやすくなる。

職人技伝授

一瞬で変わる大腿静脈近位側の描出[2]（図20）

検査する際、仰臥位になるように指示すると、多くの患者は下肢をまっすぐにして横になる。そのまま総大腿静脈をアプローチしても、描出はされるものの静脈がやや小さく不鮮明な画像になることが少なくない。このような場合、膝関節を外側に曲げさせて観察すると、総大腿静脈は拡張し明瞭な画像が描出されるようになる。知っている人にとっては当たり前の手技かもしれないが、一瞬で変わる描出テクニックである。知らなかった人は、ぜひ試していただきたい。

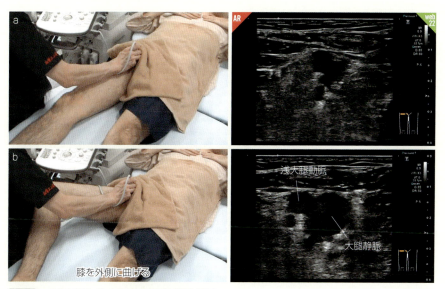

図20 一瞬で変わる大腿静脈近位側の描出
a 大腿静脈は小さく不鮮明である。 b 膝を外側に曲げるだけで大腿静脈は拡張し、見やすくなる。

職人技伝授

大腿静脈遠位側描出の裏技テクニック[2]（図21）

　膝関節を外側に曲げたまま末梢側へ走査すると、血管の深度は徐々に増していき、画質は不良になってくる。そこでコンベックス型探触子を利用してもよいが、リニア型探触子から持ち替えるのに手間と時間を要する。その際、膝関節をまっすぐに伸ばし、探触子を大腿部の前面側へ移動させて観察することをお勧めしたい。このアプローチは筋肉を音響窓として血管を描出させるため、血管が深部に描出されても画質は明瞭になる利点がある。膝を曲げたり伸ばしたりの肢位変換だけでも大きく画像が変わる。知ると知らぬでは大きな違い！今すぐ活かせる簡単な描出テクニックである。

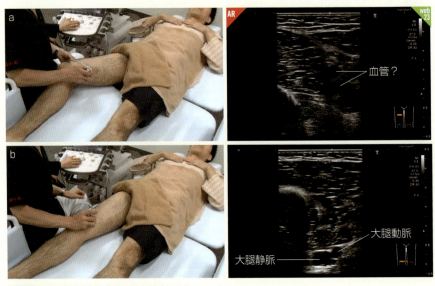

図21 大腿静脈遠位側描出の裏技テクニック
a 大腿静脈遠位側では、徐々に深部を走行するようになり不鮮明になる。
b 膝関節を伸展させ、探触子を大腿部前方に移動させる。筋肉を音響窓にすることで、大腿静脈が明瞭に描出されるようになる。

ピットフォール

大腿静脈遠位側描出の裏技テクニックの注意点[2]（図22）

大腿静脈遠位側の描出は圧迫描出法が非常に難しい。同部位では探触子で圧迫すると骨に力を吸収されるため偽陽性になる。大腿部の前面側から圧迫する際には、探触子では圧迫せず、検者の反対側の手で背側から探触子に押し当てるように静脈を圧迫する。この圧迫法は自分の手で力加減を調整できるので、探触子による圧迫法より安全に実施できる。裏技テクニックをさらに活かす、職人技テクニックとして知っておきたい。

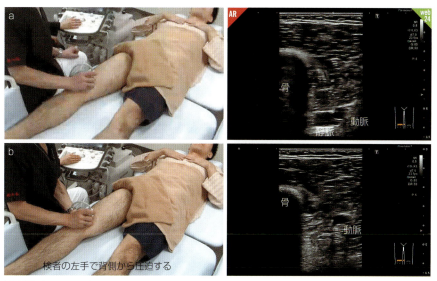

図22 大腿静脈遠位側描出の裏技テクニックの注意点
a 探触子で前面から圧迫すると骨が邪魔になり、静脈は完全には圧縮されない。偽陽性所見である。
b 検者の左手を背側に入れ、静脈を探触子に押し当てるように圧迫すると、静脈は完全に圧縮される。裏技の、さらに裏技テクニックとして試していただきたい。

ピットフォール

静脈弁洞部

　静脈弁洞部は、血液がうっ滞しやすく血栓の好発部位とされる。同部位から発生した血栓は、無症状なことが多く、中枢側へ進展するため留意したい（図23）。特に大腿静脈から膝窩静脈への移行部分は、深部を走行するため見落としやすい部位である。自験例ではPEの再発によって検出された症例である（図24）。

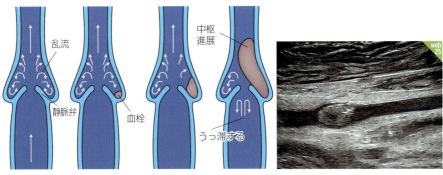

図23 静脈弁洞部における血栓の発生

静脈弁洞部は血液がうっ滞しやすく、血栓の好発部位とされる。同部位から発生した血栓は無症状で、中枢側へ進展しやすい。

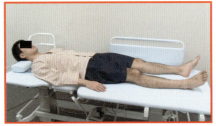 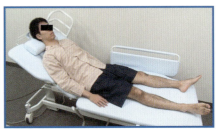

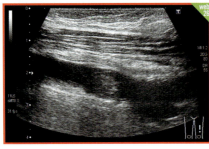 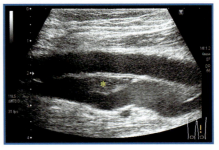

図24 静脈弁洞部血栓例

大腿静脈遠位側は、深部を走行するため見落としやすい部位である。同部位の静脈弁洞部に血栓を有することもあり、留意したい。患者の頭側を高くし、動脈を音響窓にすると血栓像は鮮明になる。自験例は、PEの再発によって検出された症例である（＊印は血栓を示す）。

> **ワンポイントアドバイス**
>
> **下肢麻痺症例における対処法**
> 　体位変換できない下肢麻痺症例のエコー検査に難渋する技者は多い。一般に、大腿部内側からアプローチできない場合、大腿静脈は描出できないと考える。しかし、コンベックス型探触子を利用することで大腿部背側からも観察は可能である。その際、血管深度を深く設定し、伴走する動脈をメルクマールとして、圧迫法を中心に検査する。注意することは、圧迫する方向を常に考え、静脈に対し垂直に力が加えられるようにすることである。

> **ひとくちメモ**
>
> **エコー検査でみる鼠径靭帯はどこか？**
> 　エコーでは鼠径靭帯を観察することはできない。一般にエコー検査では、総大腿動脈と総大腿静脈が左右平行に走行する始まりの位置や、浅腸骨回旋動脈が分岐する位置を鼠径靭帯の目安とされる。

膝窩静脈（図25）

　体位は仰臥位あるいは座位が基本である。通常、大腿部内側を大腿静脈から膝窩静脈へ連続して観察するが、大腿静脈遠位側から膝窩静脈では深部を走行するようになり、観察に苦慮する症例が多い。その際、膝関節を外側に曲げ、やや後方から観察すると、血管が体表面に近づき明瞭に描出される。それでも描出不良な場合、そのまま探触子を膝裏に移動させ、背面からアプローチすると静脈は確実に描出できる。ただしこのとき、浅部に表示されている血管が静脈であり、前面からのアプローチとは動静脈の位置関係が逆に表示されることに注意したい。

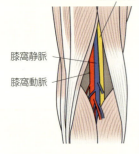 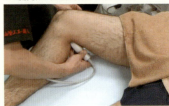 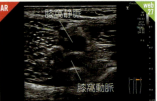

探触子を膝裏に移動させ背面からアプローチすると、静脈は確実に描出できる。このとき、浅部に表示されている血管が静脈であり、前面からのアプローチとは動静脈の位置関係が逆になる。

図25 膝窩静脈の描出

職人技伝授

膝を曲げない！膝窩静脈の描出！！（図26）

一般に、膝窩静脈は膝関節をやや外側に曲げ、内側から背面を観察する。しかし、体位や肢位変換困難な症例は比較的多く、アプローチに難渋することは多い。その際、膝を曲げずに、外側から背面を観察するアプローチ方法が有効である。これは、膝窩静脈が膝中央よりやや外側を走行することを利用した方法である。横断面では観察できないが、縦断面では明瞭に描出される。知っていると便利なアプローチ方法である。

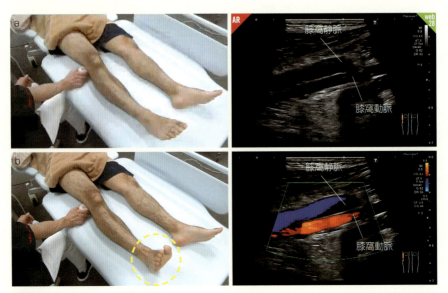

図26 膝を曲げないアプローチ
a 膝を曲げられない症例では、縦断面で膝関節外側から背面を観察する。b カラードプラ法を用いることで、血管開存性をより正確に判定できる。血流シグナルが描出されにくいとき、足部を屈伸運動させることで血流シグナルは明瞭に描出される。

ピットフォール

膝窩動脈しか描出されない！（図27）

膝裏からアプローチする場合、圧迫のし過ぎに注意しない。膝窩部背面からの観察では膝窩静脈が膝窩動脈より体表面側を走行しているため、弱い力でも完全に圧縮され血管として認識できなくなる。膝窩動脈が描出されているにもかかわらず、膝窩静脈が描出されない場合、まず力を緩めてみよう。

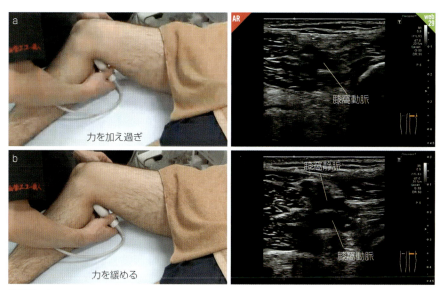

図27 膝窩静脈が描出されない
a 膝窩部背面からの観察では、膝窩静脈が膝窩動脈より体表面側を走行しているため、弱い力でも完全に圧縮され静脈を認識できない。b 力を緩めることで、静脈は元の大きさに戻る。膝裏からアプローチする場合、力の入れ過ぎに注意したい。

ひとくちメモ

内転筋腱裂孔

内転筋管（ハンター管）とは、大腿内側の筋肉のうち、長内転筋、内側広筋、縫工筋、大内転筋に囲まれた筋膜の管をいう。この内転筋管を血管が走行し、その出口を内転筋腱裂孔と呼び、膝窩と大腿の血管名称が変わる。同部位の観察のコツは、大腿部内側からではなく、前面から観察したほうが認識しやすい。まず短軸で観察し、筋膜から血管が離れる部位を同定した後、長軸にして確認する。一般に、膝窩動脈と大腿動脈を明確に区別することは、治療法を選択するうえで重要である。一方、膝窩静脈と大腿静脈では治療法が変わることはなく、その区別の意義は動脈より少ない。静脈領域では膝窩静脈より中枢の近位型（中枢型）、末梢の遠位型（下腿限局型）を区別するほうが大切である。

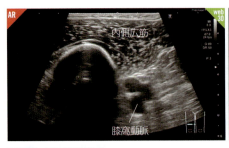
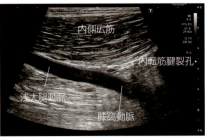

図28 内転筋腱裂孔

短軸で観察し、筋膜から血管が離れる部位を見つけたら長軸にして確認する。大腿部内側からではなく、前面から観察したほうが認識しやすい。この内転筋管を大腿動静脈が走行し、その出口を内転筋腱裂孔と呼び、同部位から名称が変わり膝窩静脈となる。

下腿深部静脈（図29）（13頁 図3参照）

　体位変換ができる例では座位、できない例では仰臥位で膝を軽く立てるか、膝を軽く曲げ外転させて実施する。膝関節を曲げることができない例では下腿前面側からアプローチするか、あるいは足部に枕などを入れ、探触子で腓腹部が走査できるスペースを確保するなどの工夫が必要である[1,2]（図30）。

　下腿部では骨（脛骨と腓骨）、筋肉（ひらめ筋と腓腹筋）および動脈（後脛骨動脈と腓骨動脈、前脛骨動脈）をメルクマールにして検索すると静脈を同定しやすい。横断面走査では腓骨のすぐそばに腓骨静脈、脛骨のやや離れた位置に後脛骨静脈、脛骨と腓骨の間付近に前脛骨静脈が観察され、その位置関係を把握しておくことが大切である。静脈の同定に苦慮する場合、カラードプラを併用し併走する動脈を検索する。また、ひらめ静脈はひらめ筋内部を検索し、後脛骨静脈や腓骨静脈へ合流することを確認し、腓腹静脈は腓腹筋の内側頭と外側頭を検索し、膝窩静脈へ合流することを確認する。

①座位での下腿背面アプローチ

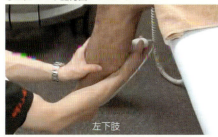

②仰臥位、下腿外転アプローチ

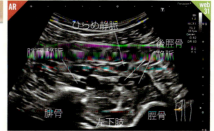

③仰臥位、立膝アプローチ

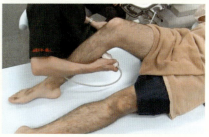

④シムス体位アプローチ

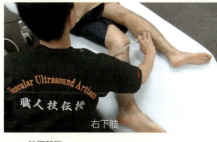

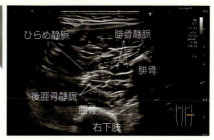

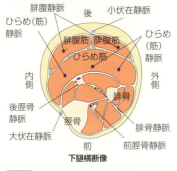

横断面走査では腓骨のすぐそばに腓骨静脈、脛骨のやや離れた位置に後脛骨静脈、脛骨と腓骨の間付近に前脛骨静脈が観察される。この位置関係を把握しておくことが大切。

図29 下腿深部静脈の描出

第2章 1 深部静脈血栓症（DVT）の攻略法

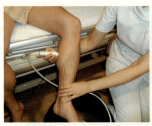
座位で椅子や台の上に足をのせる

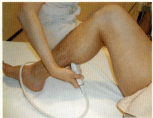
仰臥位で膝を立てる

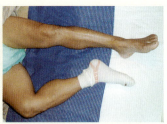
滑り止めマットを敷き、膝を曲げる

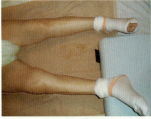
足部に枕を入れ、下肢を浮かせる

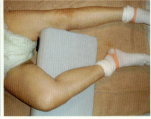
膝裏に三角枕を入れる

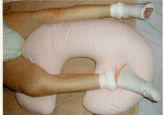
ドーナツ型枕で下肢を浮かせる

図30 下腿部アプローチの工夫

ひとくちメモ

ひらめ静脈の主要3分枝

　ひらめ静脈は、ひらめ筋内の静脈群の総称とされ複数本存在する。主要3分枝群として、脛骨静脈や腓骨静脈に流入する中央枝、後脛骨静脈に流入する内側枝、腓骨静脈に流入する外側枝がある[4]。検査時、これらの区別に悩む場合も少なくはない。その際明確には区別せず、報告書には中央付近や内側付近、あるいは外側付近と記載しておく。それだけでも経過観察時に役立つ。通常、ひらめ静脈は中央付近が最大で血栓が検出されることが多い。その多くは数日で消失するが、約30％が数週以内に中枢へ進展する傾向がある[5]。

ワンポイントアドバイス

ひらめ筋がわかりにくいとき

　腓腹筋が発達している患者では、ひらめ筋がわかりにくいことがある。その際、腓腹筋は下腿2/3付近までに位置する筋肉であることを思い出していただきたい。すなわち、アキレス腱に沿うように踵側から腓腹部側へと探触子を走査すると、ひらめ筋の前方に腓腹筋が描出されるようになる。筋肉の位置関係を正しく把握することで、両者の判別が容易になる。

ピットフォール

神経・筋組織・腱にだまされるな！（図31）

神経や筋組織、腱と下腿深部静脈血栓は類似してみえることがある。特に血管小径な症例ではその傾向が強く、留意したい。鑑別のポイントは、流動エコーや血管との連続性の確認である。

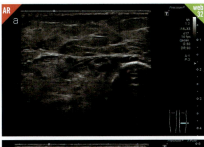

a 腱：脛骨に近いところに帯状の構造物がみられ、内部は線維組織様に観察される。カラードプラでは血流シグナルは検出されていない。下腿下部では腱に留意したい。

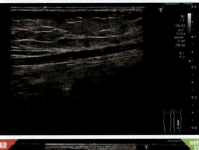
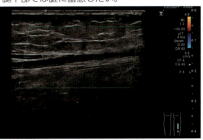

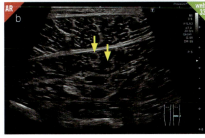
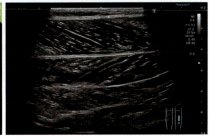

b 筋組織：横断面では、筋組織と小さいひらめ静脈は類似している（矢印）。筋組織は長軸方向で内腔に縦につながる線維の線が確認できる。また、血管との連続性がないことを確認する。

図31 筋組織・腱

職人技伝授

下腿深部静脈をどうしても同定したいときの最後の手段！（図32）

　ひらめ静脈や下腿分枝静脈が同定されない場合、膝関節部を軽く手で圧迫し、膝窩静脈を軽く駆血すると下腿静脈は拡張し同定しやすくなる。ただし、血栓の存在をほぼ否定できる症例で、血管が同定されれば血栓症を完全に否定できる症例に限定し、最後の手段として用いる。本法は簡便で有効性の高い手技ではあるが、安全面には十分注意が必要である。

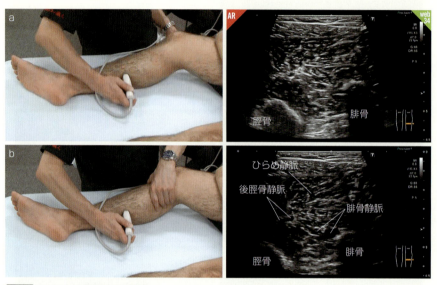

図32 ひらめ静脈描出の裏技
a　ひらめ静脈や下腿深部静脈は描出されていない。b　膝関節部を軽く手で圧迫すると、下腿深部静脈は拡張し描出される。ただし、血栓の存在を否定できる症例に用いる。安全面には十分な注意が必要である。

ひとくちメモ

ひらめ静脈は、なぜ血栓の好発部位なのか？（表3）

　ひらめ静脈は腓腹静脈に比較し血栓が形成されやすい。これは筋肉と静脈の解剖学的構造に違いがあるからである[6]。ひらめ静脈は静脈同士の合流が多く、複雑に走行し、静脈弁が少ないことから拡張しやすく、血液は絞り出されるように流れる特徴がある。一方、腓腹静脈では走行が比較的スムーズで、本幹と分枝にしっかりした静脈弁があり、血液を一方向性に押し出すことができる。また、ひらめ筋の収縮は足関節のみに関与するのに対し、腓腹筋は足関節と膝関節に関与する。さらに腓腹筋は表在に近く厚い筋肉なのに対し、ひらめ筋は腓腹筋より深部にあり薄い筋肉のため、筋ポンプ作用が乏しくなる。そのため長時間の同一姿勢で血流のうっ滞をきたしやすく、血栓の好発部位となる。

表3 ひらめ静脈と腓腹静脈の違い

	ひらめ筋	腓腹筋
筋肉の特徴	腓腹筋より深部で薄い筋肉	表在に近く厚い筋肉
	腱が踵骨と脛骨、腓骨につながる	腱が踵骨と大腿骨につながる
	足関節の運動のみに関与	足関節と膝関節に関与

	ひらめ静脈	腓腹静脈
静脈の特徴	多くの静脈が複雑に走行している	きれいに枝分かれしている
	本幹に静脈弁が乏しい（分枝静脈に小さな弁が存在）	本幹と分枝に静脈弁がある（しっかりした弁が存在）
	多方向から絞り出す	一方向性に血液を押し出す

ひらめ静脈と腓腹静脈では、筋肉および静脈の解剖学的構造に違いがある。ひらめ静脈は血流のうっ滞を生じやすく、血栓の好発部位となる。

ひとくちメモ

前脛骨静脈をみる？みない？

　下腿部は静脈が複数走行し、すべての静脈を詳細に観察するには時間と労力を要する。血栓の好発部位であるひらめ静脈は、後脛骨静脈や腓骨静脈へ合流する。そのため後脛骨静脈や腓骨静脈に血栓が検出される頻度は高い。一方、前脛骨静脈は下腿前方側を走行し、ひらめ静脈の合流はない。また、前脛骨静脈に単独で血栓が検出された経験はなく、他の部位に血栓が検出されない症例や下腿前面側に疼痛がみられない症例では、検査を省略することもある。

2 観察・評価方法

静脈血栓の診断基準

　静脈血栓の超音波所見には、直接所見（静脈内血栓エコーと静脈非圧縮性）と間接所見（静脈内血流欠損と血流誘発法での反応不良所見）がある。直接所見を認めれば静脈血栓の確定診断となる[7]（図33）。間接所見のみの場合は静脈血栓を疑い、さらに検査を進めるようにする。また直接所見を有する場合、血栓の中枢端を確認し血栓の性状や形態、血管壁との固定性、血流情報を確認する。得られた情報から総合的に病期（急性期か慢性期）、病型（中枢型か末梢型）を判断する[7]。

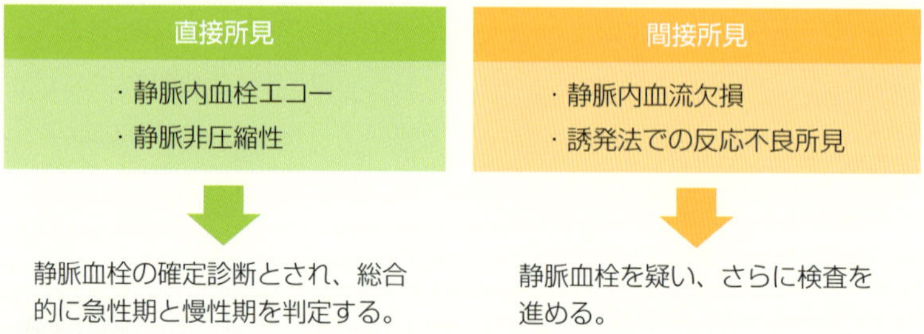

図33 超音波による静脈血栓評価法：深部静脈血栓症（DVT）の診断確定

直接所見の確認

　静脈内血栓エコー像と静脈非圧縮性所見を確認する。静脈内血栓エコーはBモードを中心とした安静時評価、静脈非圧縮性所見は静脈圧迫法（compression ultrasonography：CUS）で確認される。

1．安静時評価（Bモードによる観察）

1）判定方法（図34）

　対象静脈をまず短軸（横断）像で、次いで長軸（縦断）像で描出し、壁と内腔を観察する[7]。Bモードによる血管内腔の評価で、血栓を直接確認できればDVTは診断できる。正常例の血管内腔は無エコーに近い状態で表示され、エコー輝度が少しでも高い部位や不均一な部位を認める場合、血栓の存在を疑う。ただし、急性期における新鮮血栓では血液と同輝度で、血栓の存在がわかりにくいことがあり留意したい。静脈径の拡大の有無は、対側の静脈あるいは同名動脈と比較して評価する。

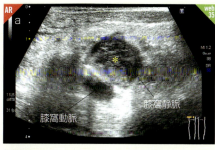
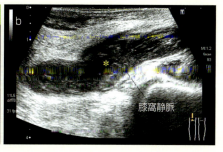

図34 Bモードによる血栓の判定
a 膝窩静脈横断面像。b 膝窩静脈縦断面像（＊印は血栓を示す）

職人技伝授

さらにきれいな画像を得るためのコツ（音響窓の工夫）[2, 8]（図35）

装置条件や至適断面の設定以外に画質を向上させるためには、音響窓を利用することである。例えば腸骨静脈や大腿静脈検査時には併走する動脈、膝窩静脈検査時にはエコー輝度の低い筋肉を音響窓に利用する。また、下腿部ではエコー輝度の高い筋膜が血管前方に複数存在しない位置からアプローチすべきである。走査範囲の広い下肢静脈エコーでは、音響窓を常に念頭に置いて検査することがきれいな画像で記録するコツである。

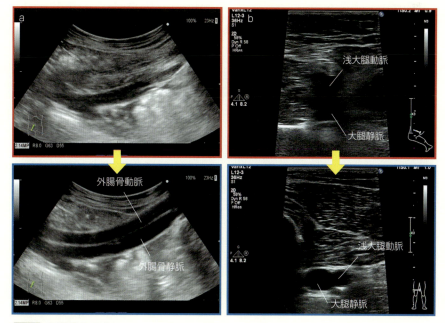

図35 音響窓の工夫
a 動脈を音響窓に利用：外腸骨動脈を音響窓にすると、外腸骨静脈は明瞭に描出される。
b 筋肉を音響窓に利用：エコー輝度の低い筋肉を音響窓にすると、血管は明瞭に描出される。

2）検査手技

血管内部をより鮮明に描出させるためには、超音波ビームと血管壁を直交させるような断面を設定する。その際、探触子で静脈を潰さない程度に力を加えて観察すると、対象血管が近づき明瞭な画像が得られる。また、動脈や筋肉など音響窓の工夫も大切である。血管内を詳細に観察するには縦断面で走査し、血栓の描出に適した条件設定を行う[2, 3]。

2. 静脈圧迫法（CUS）

1）判定方法（図36）

探触子で静脈を圧迫し、静脈の圧縮性を判定する最も重要な方法で、global

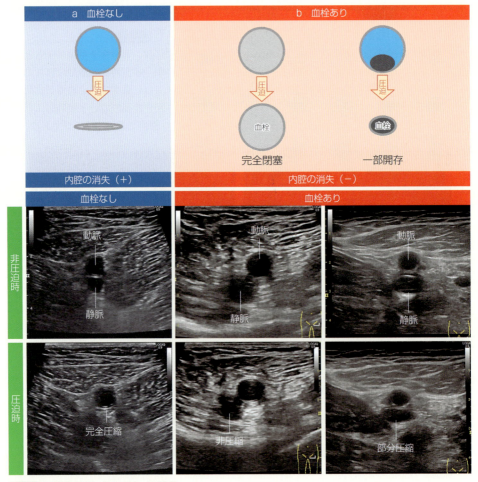

図36 静脈圧迫法（CUS）の判定
a 血栓なし：圧迫時に静脈の内腔が完全に消失する（完全圧縮）。
b 血栓あり：静脈の変形はみられない（非圧縮）。あるいは一部変形がみられても血管内腔の完全な消失は認められない（部分圧縮）。

standardとして広く用いられている[7,9]。通常、静脈内圧は低く、探触子で血管を直接圧迫すると静脈内腔は消失する。完全に消失する部位では血栓の存在は否定され、内腔不変（完全閉塞）や内腔残存（一部開存）部位では、血栓の存在が確定される。

2) 検査手技（図37）

静脈圧迫法（CUS）は、縦断面では圧迫の力が伝わらないことがあり得るため、横断面での走査が基本である（図38）[7]。下肢をしっかり固定し、横断面走査で血管を垂直に圧迫する。圧迫の強度は筋組織あるいは動脈がやや変形する程度、圧迫間隔は1〜2cm間隔が適している。その際、完全には圧迫を緩めないで移動し、連続的に圧迫を繰り返すことで目的血管を見失わず迅速に検査を行うことができる[2,3]。また下腿部では静脈を探触子と骨で挟み込むように圧迫するか、あるいは探触子の対側を手で支え、挟み込むように圧迫するとより確実である。

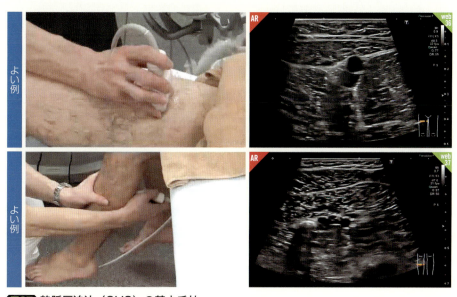

図37 静脈圧迫法（CUS）の基本手技
CUSは、横断面で血管に対し垂直に圧迫する。

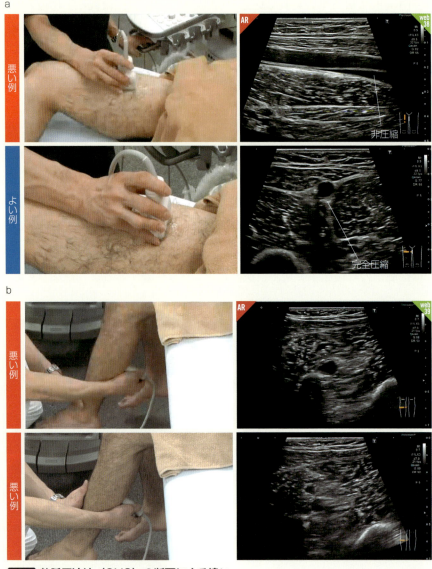

図38 静脈圧迫法（CUS）の断面による違い

CUSは、縦断面では圧迫の力が伝わらないことがあり得るため、横断面での操作が基本である（a）。下腿では、探触子の対側を手で支え、下肢をしっかり固定して圧迫する（b）。その際、腓腹部をしっかり固定しなければ、静脈に十分な力が加えられず、非圧縮になる。

職人技伝授

高齢者や長期臥床例における静脈圧迫法（図39）

　高齢者や長期臥床例などの筋肉が衰えている症例では、探触子の反対側に手を添えて走査すると観察しやすい。また、CUSを実施する際、探触子で圧迫せず、反対側の手で筋肉を探触子に押し当てるように血管を圧迫すると効率がよい。

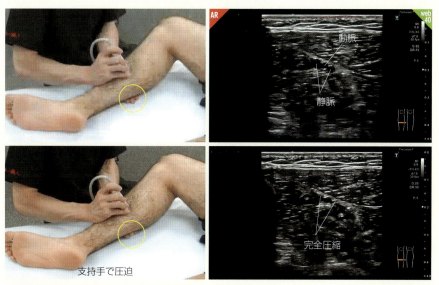

図39 高齢者や長期臥床例におけるCUS
探触子を持っていない側の手で腓腹部を支持し（黄丸）、下腿静脈を背面からの支持手と探触子で挟むように圧迫する。

ピットフォール

静脈圧迫法（CUS）の注意点（図40）

　静脈の圧縮性を判定する際、注意することは、圧迫した力を動脈や骨に妨げられることや、深部を走行している腸骨静脈領域などでは偽陽性が多いことである[10]。また、コンベックス型探触子を用いた場合、中央と両端では圧迫の強度が異なるため、判定の際は留意したい（図41）。すなわち静脈非圧縮所見からただちに血栓と断定せずに、必ず一度、圧迫手技の再考が必要である[1,2]。判定のポイントは、静脈を圧縮することで内部の血栓像が判別しやすくなることであり、可能な限り、直接、血栓像を確認する習慣をつけたい。なおCUSは血栓を遊離させる危険性があり、慎重に行う必要がある。特に、急性期血栓は柔らかいので強く圧迫してはいけない[7]。検査する際、必ず中枢側から末梢側へ検査を進め、血栓を揉み出さないような検査手技を心がけたい。

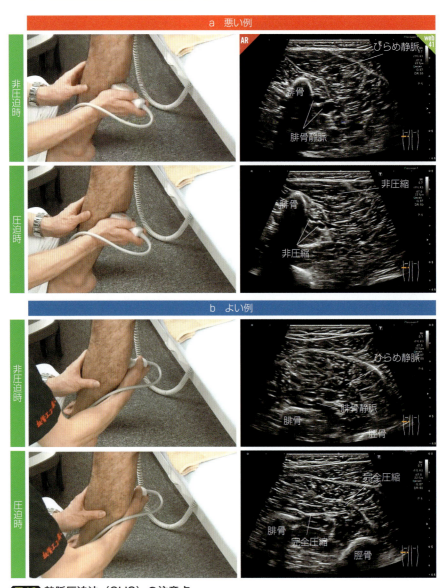

図40 静脈圧迫法（CUS）の注意点

a 悪い例
非圧迫時：ひらめ静脈と腓骨静脈が観察され、いずれも血栓は検出されていない。
圧迫時 ：腓骨静脈、ひらめ静脈は、腓骨に力を妨げられ完全には圧縮されていない。
b よい例
非圧迫時：脛骨と腓骨を同一の深さに描出する。
圧迫時 ：骨と探触子で静脈を挟み込むように圧迫すると、いずれの静脈も完全に圧縮される。

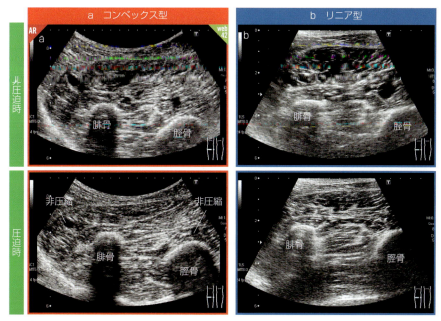

図41 コンベックス型探触子を用いた場合の注意点

コンベックス型探触子を用いた場合、中央と両端では圧迫の強度が異なる。判定の際、探触子の形状に留意したい。
a　コンベックス型：画面中央付近の静脈は完全に圧縮されているが、画面両端の静脈は非圧縮である。
b　リニア型：画面中央、両端のすべての静脈は完全に圧縮されている。

ワンポイントアドバイス

骨は邪魔者ではなく神様！！（図40）

下腿部で CUS を行う際、骨が邪魔者になる！！ しかし、逆転の発想で骨を利用することを考えたい。まず、①骨を使えば血管が同定しやすい、②骨と探触子で静脈を挟み込むように圧迫すれば、圧縮しやすい、③骨と一緒に画像を記録すれば、血管名を記載しなくても伝えられる。まさに骨は邪魔者ではなく、骨は神様である！

ひとくちメモ

静脈圧迫法（CUS）が global standard

DVT 診断の gold standard は、従来、静脈造影とされてきたが、近年、超音波診断装置の進歩により、超音波診断も gold standard となっている[7, 9]。しかしながら、DVT に対する超音波診断法は、CUS のみが検証され、global standard として用いられている[9]。症候性 DVT の診断感度は 90％以上、特異度は約 95％と報告されている[9]。

間接所見の確認

静脈内血流欠損と血流誘発法での反応不良所見がある。静脈内血流欠損はカラードプラ法によって確認され、血流誘発法での反応不良所見は呼吸負荷法とミルキング法で確認される。なお血流誘発法での確認は血栓を遊離させる危険性があり、血栓の存在が疑われる場合は禁忌である。

1. 静脈内血流欠損の確認（カラードプラ法による確認）

1）判定方法（図42）

静脈内部全体に血流シグナルが描出されることで血栓は否定できる。静脈内に血流シグナルの欠損部位を認める場合、同部位に血栓の存在を疑う。ただし、通常の静脈血流は低流速で、血流シグナルが検出されにくいことが多く留意したい。

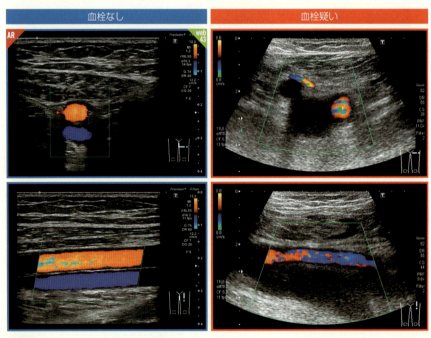

図42 カラードプラ法による判定
静脈内部全体に血流シグナルが描出されることで、血栓は否定できる。静脈内部に血流シグナルの欠損部位を認める場合は、同部位に血栓の存在を疑う。

表4 静脈血流描出のための条件設定

probe scan	血管を斜めに描出させる
Image Freq（Flow）	カラードプラの参照周波数を下げる
Color Gain	やや高めに設定する（B Gain は下げる）
Velocity Range（PRF）	10cm/s 前後に下げる
Color Filter	やや低めに設定する
Slant（steering）機能	入射角をやや小さくする
write priority（Balance）	カラー信号を優先させる
flame 相関（smooth 機能）	調節する

2）検査手技

　静脈血流は、装置条件を適切に設定しても安静状態では描出不良なこともある。その際、深呼吸による血流増強を試みるか、観察部位より末梢側を軽く手で圧迫（ミルキング）し血流を誘発させる。ただし、血栓の存在を考慮し慎重に注意深く行う必要がある。

　血流シグナルが検出されない場合、ただちに血流欠損部位と判断するのではなく、観察方向を変えたり、カラードプラ表示に関する設定条件が適切か否かを確認してから判定する（**表4**）。なお、血流情報は間接所見として重要であるが、血栓の確定診断にはならないことに留意したい。また、慢性期の DVT では血流の有無と同時に血流方向を確認し、側副血行路の有無や静脈弁不全の合併を確認する。

職人技伝授

流動エコーを活かす（図43）

　超音波透過性のよい症例では、B モードで流動エコー（可動する微細な点状エコー）[2,8]を観察する（32頁 装置条件の調整方法参照）。この流動エコーに注目するとカラードプラを用いずに血管開存性を確認でき、血栓と血流部分を区別しやすい。その際、高周波数のリニア型探触子を用いて縦断面像で軽い圧迫と解除を数回繰り返すと、血流像が確認できる。

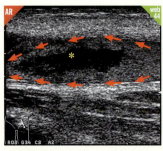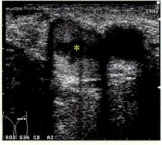

図43 流動エコーによる判定

流動エコーにより、血栓を避けて流れていく血流像が把握できる。カラードプラ法を用いずに血流情報を把握できる（矢印は流動エコー、＊は血栓像を示す）。

ワンポイントアドバイス

血流方向による病変の推測（図44）

中枢側が描出されない際、血流方向から病変を推測することができる。確定診断にはならないが、間接所見として参考になる。通常、静脈還流は側枝静脈から本幹に合流する。しかし、中枢側に高度な血行障害を有する場合、本幹から側枝静脈へ逆行し、側副血行路として機能することがある。中枢側の静脈が描出されない場合、側枝静脈の血流方向にも注意を払いたい。

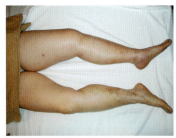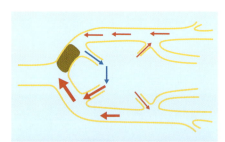
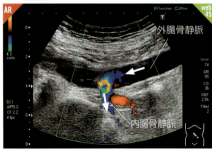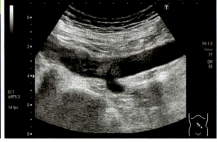

図44 血流方向による病変の推測

総腸骨静脈に血流シグナルが検出されていない。外腸骨静脈から内腸骨静脈へ逆行性に流れていることから、総腸骨静脈の閉塞が疑われる。

2. 血流誘発法

呼吸負荷法とミルキング法があるが、血栓の存在が明白な場合は禁忌である[7]。ミルキング法は、超音波装置性能が向上した現在では安全面を考慮し、使用頻度は減っている。

1) 呼吸負荷法

a) 判定方法（図45）

静脈還流が呼吸により変動することを利用した方法で、観察部位より中枢側病変の推測に用いられる。健常例では深吸気時に静脈血流の遅延、深呼気時に静脈血流が亢進する呼吸性の変動を認めるが、中枢側での閉塞があると、この変動が消失または減弱する（22頁 呼吸による吸引作用参照）。ただし不完全閉塞の場合、診断感度が低くなることに留意する。

b) 検査手技（図46）

パルスドプラ法を用いて、大腿静脈血流速度の呼吸性の変動を確認する。被検者には5秒程度の深呼吸（腹式呼吸）をしてもらい、パルスドプラ法で血流速波形を記録する。ドプラモードの設定は、低流速の静脈血流を検出するため流速レンジを低めに設定し、時間レンジの設定は、一画面に吸気と呼気が表示できるように sweep speed（掃引速度）を遅く設定すると、結果を記録しやすい（32頁 装置条件の調整方法参照）。また本法は腹式呼吸で行うことが基本であり、得られた血流速波形を左右で比較することが大切である。

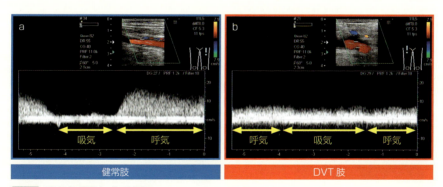

図45 呼吸負荷法による判定
a 健常肢：吸気時に消失、呼気時に増大する血流速変動を示す。
b DVT肢：吸気と呼気で血流速度の差が小さい。腸骨静脈領域のDVTが疑われる。

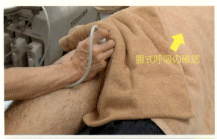

吸気時にお腹が大きく膨らんでいれば、十分な腹式呼吸がされている。一方、お腹が膨らんでいない場合、胸式呼吸の可能性が高い。検査時は、腹部の変動を確認したい。
a 腹式呼吸：吸気時に消失、呼気時に増大する血流速変動を示す。
b 胸式呼吸：胸式呼吸では、DVT類似の血流速変動を示す。

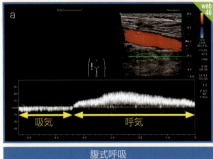

図46 呼吸法による比較

職人技伝授

腹式呼吸ができない場合

呼吸負荷法は胸式呼吸で行うと反応不良となることが多く、腹式呼吸で行うことが基本である。腹式呼吸が苦手な患者も多く、偽陽性所見に留意したい。深呼吸させる際、「お腹を膨らませるように息を吸って」「鼻で大きく息を吸って」と指示することが有効である。その際、検者の手を患者の腹部へ軽く添え、腹式呼吸をしてもらうと効果的である。

腹式呼吸が上手にできない症例や協力が得られない症例では、患者の腹部を手でゆっくり圧迫し、その後、圧迫を解除して血流速度の変化を観察しても同様の反応が得られ、参考所見として用いられる（**図47**）。ただし、腹部を圧迫できるのは下大静脈（IVC）フィルタが留置されていない症例や、血栓がない症例に限定される。

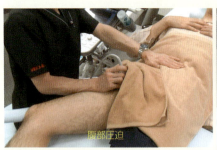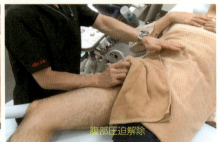

図47 腹部圧迫による大腿静脈血流速変化

a 健常例

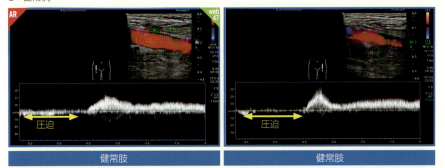

b DVT 例

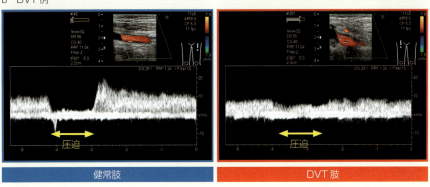

図47 腹部圧迫による大腿静脈血流速変化（つづき）

患者の腹部を左手でゆっくり圧迫し、静脈還流を遮断する。その後、圧迫を解除して大腿静脈血流速度の変化を記録し、左右で比較する。
a　健常例：両側で大きな変動が見られ、有意な差はない。中枢側の完全閉塞は否定的である。
b　DVT 例：健常肢では、圧迫解除で血流速変化が大きい。一方、DVT 肢では、健常肢に比べ血流速変化が小さい。中枢側病変を疑う所見である。

ピットフォール

呼吸性変動の偽陰性所見（図48）

　一般に、呼吸負荷法は特異度が高く有用であるが、感度が劣ることが難点である。特に不完全閉塞例や側副血行路発達例では、その傾向が強く留意したい。腸骨静脈領域のアプローチ困難な症例以外は、同部位を積極的に観察する習慣を付けたい。

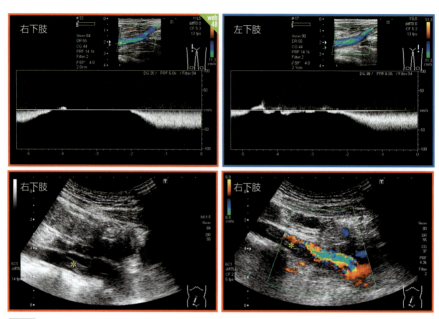

図48 呼吸性変動の偽陰性所見
両下肢ともに呼吸性変動が十分得られている。しかし、右下肢には浮遊型の血栓像が観察されている。カラードプラ法では、血栓の周囲に血流シグナルが検出されている（＊は血栓像を示す）。

ピットフォール

拍動性の静脈血流？（図49）

総大腿静脈で、パルスドプラ法を用いて血流速波形を検出する際、拍動性の血流速波形が得られることがある。これは、静脈が動脈と併走しているため、動脈の拍動が静脈に伝わって生じる現象である。また、連続性の高速血流が検出される場合、動静脈瘻を疑う所見であることは知っておきたい。

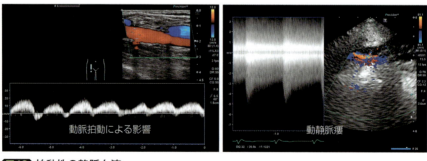

図49 拍動性の静脈血流
深部静脈は動脈と併走している。そのため、動脈の拍動が静脈に伝わり、拍動性の静脈血流として観察されることがある。また、連続性の高速血流が検出される場合、動静脈瘻を疑う所見である。

2）ミルキング法

a）判定方法

ミルキング法とはmilking（乳搾り）を意味する用語で、用手的に下腿筋群に貯留した血液を絞り出して静脈還流や静脈逆流を判定する方法である[7,11]。観察部位とミルキング部位との間に狭窄や閉塞があると、血流異常（正常に比して血流誘発反応低下から無反応）が観察できる[7]。

b）検査手技

大腿静脈縦断面像を描出し、探触子がずれないようにしっかり固定する。パルスドプラ法を用いて下腿部ミルキング前後の血流速波形を記録する。ミルキングは強度により得られる血流速波形が異なるため、左右同一の力で行うことが望ましく、無理に強い力で行ってはならない。本法は新鮮血栓の存在が明らかな例での実施、乱暴なやり方は禁忌である。また近年では安全面を考慮し、使用頻度は減っている。

職人技伝授

浅大腿動脈高度石灰化による音響陰影の対処法（図50）

深部の静脈は動脈と併走している。特に大腿部では、前後の位置関係を走行していることが多く、静脈の音響窓として活用できる。しかし症例によっては、この位置関係が障害になることもある。例えば、閉塞性動脈硬化症では浅大腿動脈に高度な石灰化を伴うことがある。この石灰化による音響陰影で大腿静脈が描出されず、圧迫法やカラードプラ法が無効になる。対処法としては肢位を変換し、アプローチ方向を変えて静脈を動脈の側方に描出させることである。併走する動脈が障害になる際、ぜひ試していただきたい。

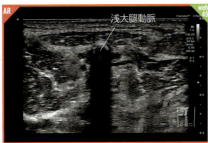 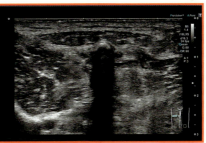

浅大腿動脈に高度な石灰化があり、音響陰影を伴っている。横断面では動脈、静脈ともに血管内の観察は困難である。したがって、圧迫法を用いても判定はできない。

図50 SFA高度石灰化による音響陰影の対処法

b

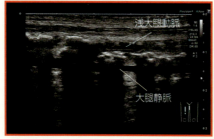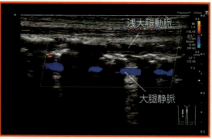

縦断面では、ところどころ血管が同定できるが、詳細な観察は困難である。カラードプラ法では、ところどころ血流シグナルが検出される。

c

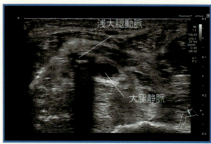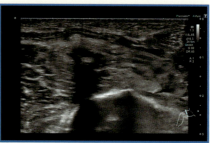

このような症例の場合、肢位を変換しアプローチ方向を変え、音響陰影の影響を避けて静脈を描出させる。横断面で動脈の側方に静脈が描出されている。圧迫法では圧縮が確認され、血栓を否定できる。

d

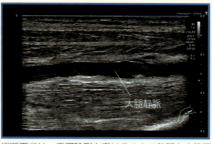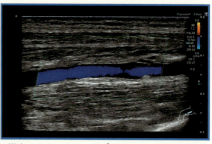

縦断面では、音響陰影を避けることで静脈を広範囲に描出できる。カラードプラ法では、静脈内部全体に血流シグナルが検出されている。

図50 SFA高度石灰化による音響陰影の対処法（つづき）

3 検査範囲と診断のポイント

検査範囲と手順

『超音波による深部静脈血栓症の標準的評価法』[7]、『肺血栓塞栓症および深部静脈血栓症の診断, 治療, 予防に関するガイドライン』[4] では、whole leg ultrasonography (whole-leg US) と proximal compression ultrasonography (proximal CUS) を推奨している（図51）。

1. 全下肢静脈エコー：whole-leg US（図52）

下肢を近位側から遠位側まで、一度にすべて検索する全下肢静脈エコーで、従来から行われている一般的な方法である。総大腿静脈から検査を開始し、大腿静脈、膝窩静脈、下腿静脈の順に血栓を検索する。下腿静脈では後脛骨静脈や腓骨静脈、前脛骨静脈、ひらめ静脈、腓腹静脈を順に評価する[7]。

2. proximal CUS（図53）

中枢側静脈（大腿から膝窩まで）を圧迫でみる方法で、救急診療などでは鼠径部の総大腿静脈と膝窩部の膝窩静脈の2ヵ所（2 point compression ultrasonography：2 point CUS）、大腿静脈を含めた3ヵ所（3 point compression ultrasonography：3 point CUS）に限定して行われる。ただし、これらの検査が陰性であった際には、下腿限局型DVTの近位部進展を見逃さないために1週間後の再検が必要である。

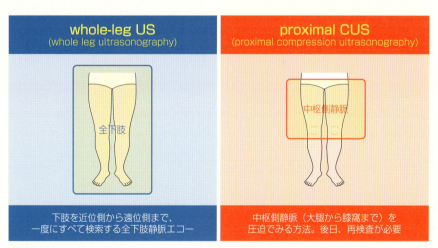

図51 whole-leg US と proximal CUS
whole-leg USは、従来どおり通常の検査室で実施する方法。proximal CUSは、救急診療などで実施する方法。

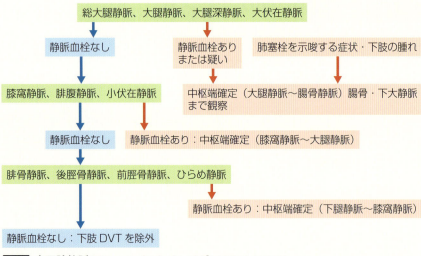

図52 全下肢静脈エコー：whole-leg US （文献12より引用）

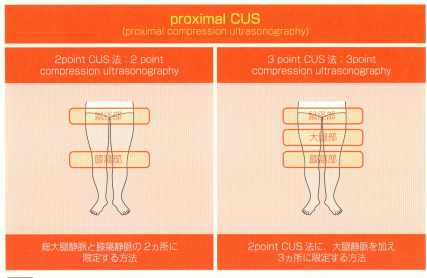

図53 proximal CUS

> **ひとくちメモ**
>
> **2 point CUS ＋ D-dimer による DVT 除外診断の有用性（図54）**
>
> 　1週間後の再検を要する症例を減らす方法として、2 point CUS と D-dimer を組み合わせて DVT を除外診断する方法の有用性が検証されている[4, 7]。これは whole-leg US（血栓陰性）群と 2 point CUS 陰性 ＋ D-dimer（陰性者＋陽性者は1週間後に CUS 再検し、血栓陰性者を含む）群で、治療せず3ヵ月間の症候性静脈血栓塞栓症の発症頻度を前向き調査した報告である。その結果は whole-leg US 群で 0.9％（7/801）、2 point CUS ＋ D-dimer 群で 1.2％（9/763）であり、両群に有意差がないとされ、2 point CUS と D-dimer を組み合わせて DVT を除外診断する方法の有用性が示された[13]。
>
>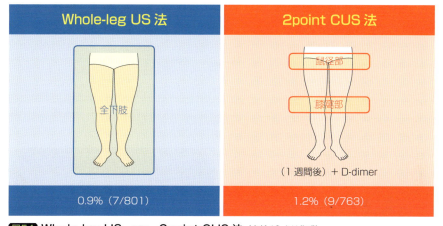
>
> **図54** Whole-leg US　vs　2point CUS 法（文献13より作成）
> 2群間無治療、3ヵ月間の症候性 VTE の発生頻度を前向き調査したところ、両群に有意差がないとされ、有用性が示されている。

血栓検索手順の実際（図55）

1．大腿部における血栓の検索手順（図56　図57）

　エコーゼリーを大腿部内側に塗布し、横断面像で動静脈の走行を把握する。検査は可能な限り、鼠径部付近から開始する。まず横断面で血管を同定し、血栓像を検索する。Bモード上で血栓像を直接確認できる部位では、安全面を考慮し圧迫法を施行せず縦断面で精査したい。一方、Bモードで血栓を否定できない、あるいは否定的な部位では圧迫法を用いて確定診断する。非圧縮性所見が得られる部位では血栓を疑い、縦断面像で血管内部性状やカラードプラ法を用いて血流情報を確認する。同部位付近を確認した後、横断面像に戻し、同様の手順で膝窩部まで確認する。

① Bモードで血管を同定し、血栓像を検索する

| 血栓がある可能性が高い | ➡ | 縦断面で精査する |
| 血栓がない可能性が高い | ➡ | 圧迫法で確定診断 |

② 圧迫法で血栓の有無を確認する

| 完全には圧縮されない | ➡ | 縦断面で精査する |
| 完全に圧縮される | ➡ | 血栓症を否定できる |

③ 縦断面で血栓性状や形態、エコー輝度、血管壁との固定性を観察する

| 血管径：拡張あり
表面：平滑
エコー輝度：低～等輝度
内部性状：均一 | ➡ | 急性期血栓を疑う |
| 血管径：拡張なし
表面：不整
エコー輝度：等～高輝度
内部性状：不均一 | ➡ | 慢性期血栓を疑う |

図55 血栓検索手順と評価法

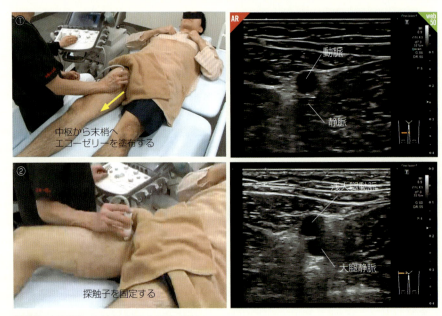

図56 大腿部における血栓の検索手順
①エコーゼリーを大腿部に塗布しながら、動静脈の走行を把握する。
②横断面Bモード像で血管を同定し、血栓像を検索する。

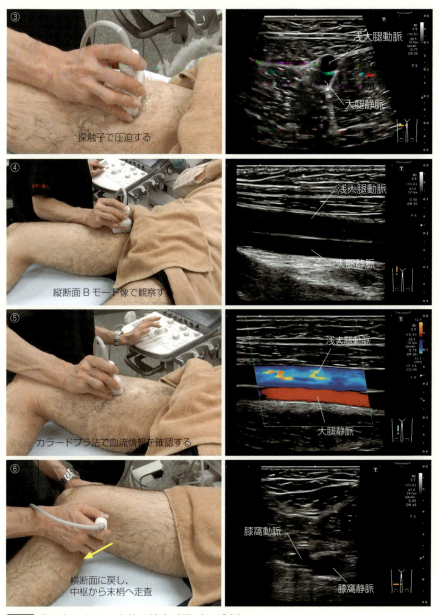

図56 大腿部における血栓の検索手順（つづき）

③圧迫法で血栓の有無を確認する。必ず中枢から末梢側へ走査する。
④血栓例や血栓を疑う部位では、縦断面に変え血管内部性状を観察する。
⑤縦断面カラードプラ像で血流情報を確認する。
⑥横断面に戻し、同様の手順で膝窩部まで確認する。

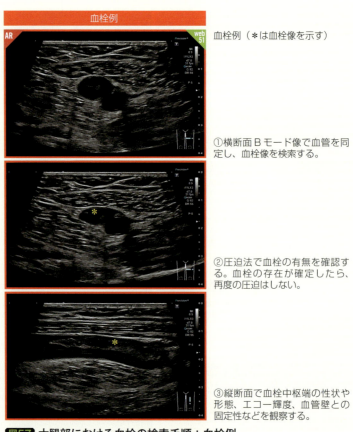

図57 大腿部における血栓の検索手順：血栓例

①横断面Bモード像で血管を同定し、血栓像を検索する。

②圧迫法で血栓の有無を確認する。血栓の存在が確定したら、再度の圧迫はしない。

③縦断面で血栓中枢端の性状や形態、エコー輝度、血管壁との固定性などを観察する。

2. 下腿部における血栓の検索手順（図58 図59）

　エコーゼリーを下腿腓腹部に塗布し、横断面像で骨と筋肉、血管の位置関係を把握する。その際、内側と中央、外側に分けて走査し、スクリーニング的に下腿部全体を横断面で観察しておく。血栓像が明らかでない症例は、静脈圧迫法（CUS）を実施し、血栓を検索する。非圧縮性所見が得られる部位では血栓を疑い、縦断面像で血管内部の詳細な観察を行う。

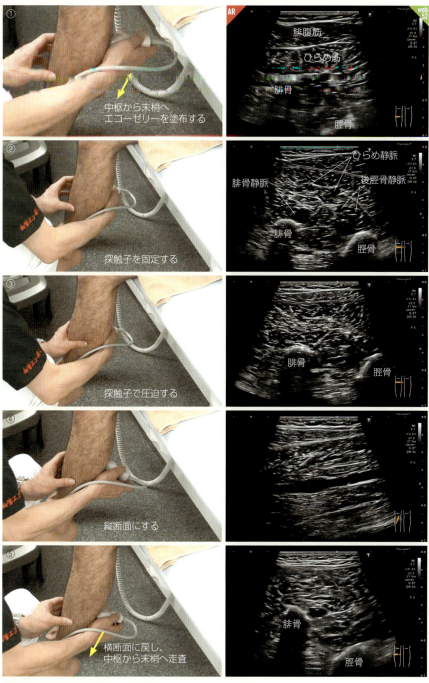

図58 下腿部における血栓の検索手順

①エコーゼリーを下腿部に塗布し、横断面で骨と筋肉、血管の位置関係を把握する。
②横断面のBモード像で血管を同定し、血栓像を検索する。
③圧迫法で血栓の有無を確認する。必ず中枢から末梢側へ走査する。
④血栓例や血栓を疑う部位では縦断面に変え、血管内部性状を観察する。
⑤横断面に戻し、同様の手順で末梢側まで確認する。

第2章 1 深部静脈血栓症（DVT）の攻略法

血栓例（＊は血栓像を示す）

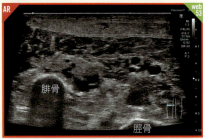

①横断面Ｂモード像で血管を同定し、血栓像を検索する。

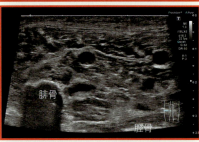

②圧迫法で血栓の有無を確認する。血栓の存在が確定したら、再度の圧迫はしない。

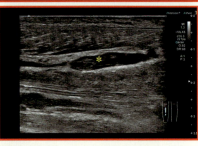

③縦断面で血栓中枢端の性状や形態、エコー輝度、血管壁との固定性などを観察する。

図59 下腿部における血栓の検索手順：血栓例

注意喚起

圧迫法は中枢から末梢側へ

　圧迫法を繰り返しながら走査する際、末梢から中枢側へと走査してはならない。なぜなら、Ｂモードで血栓像を見落としている場合、血栓を絞り上げる危険な走査になってしまうからである。圧迫法を繰り返しながら走査する際、必ず中枢から末梢側へ走査したい。

職人技伝授

血栓検索のコツ（図60）

血栓を短時間で効率的に検索するためには、血栓を有する静脈の特徴を理解することがである。

①血栓を有する静脈では、やや拡張を示すことが多い。
②血栓と血流腔の境界には、線状エコーを示すことが多い。
③血栓と血流腔ではエコー輝度が異なる。

上記を念頭に、血栓を検索することがコツである。

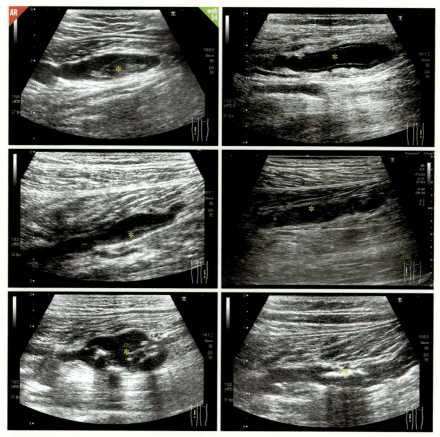

図60 血栓検索のコツ：ひらめ静脈血栓例

血栓を有する静脈では、やや拡張していることが多い。血栓と血流腔の境界には線状エコーが見られる。血栓と血流腔ではエコー輝度が異なる（＊は血栓像を示す）。

診断のポイント（表5）

　血栓を有する場合、①部位診断：血栓範囲（近位型、遠位型）、②性状診断：血栓形態（閉塞型、非閉塞型、浮遊型）、血栓性状の変化、③血流診断：還流障害について詳細に調べる。これらの所見から総合的に急性期と慢性期を判定する（表6）。また、静脈炎の合併も視野に入れ観察したい。

　総大腿静脈あるいは膝窩静脈において、過去のエコー所見と比較して新たな圧迫不可部位の出現や、圧迫時 4mm 以上の残存血管内腔の増加[14, 15]を認めれば、DVT の再発とし治療を開始すべき所見とされている[7]（図61）。

表5　DVT 診断のポイント

部位診断（血栓範囲）
血栓部位および中枢端と末梢端から血栓範囲を確定する。
・近位型（中枢型：腸骨型と大腿型、膝窩は中枢へ含む）
・遠位型（末梢型：下腿限局型）

性状診断（血栓形態、血栓性状）
血栓形態
・閉塞型：充満血栓、退縮血栓
・非閉塞型：棒状や索状、壁在血栓など
・浮遊型：留意すべき形態

血栓性状
・新鮮血栓：低輝度、均一
・陳旧性血栓：高輝度、不均一、退縮、器質化、石灰化
※静脈炎の合併も評価する。

血流診断（還流障害）
静脈血栓周囲や血栓内部の血流情報を評価する。
慢性期の DVT では、静脈逆流により静脈弁不全の有無を評価する。

表6　静脈血栓の急性期と慢性期の診断

評価方法	判定指標	急性期	慢性期
静脈圧迫法	圧縮性所見	非圧縮	部分圧縮
	血栓の硬度	軟	硬
Bモード法	動静脈径	静脈＞動脈	静脈＜動脈
	退縮性	なし	あり
	表面性状	平滑	不整
	エコー輝度	低〜等輝度	等〜高輝度
	内部性状	均一	不均一
カラードプラ法	血流欠損所見	完全	非完全
	側副血行路	なし	あり
	深部静脈弁不全	なし	あり

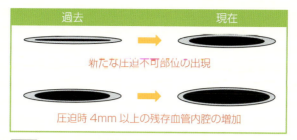

図61 DVTの再発基準（文献7より引用）

1. 部位診断

　直接所見により静脈血栓の診断が確定したら、血栓部位および中枢端と末梢端から血栓範囲を確定する。特に血栓の中枢端の位置は正確に把握したい。

2. 性状診断（血栓形態、血栓性状）

1）形態診断

　静脈血栓の形態は閉塞型と非閉塞型に大別され、特殊なものとして浮遊型がある。血栓の中枢端では必ず浮遊血栓の有無を確認したい[4]。閉塞型では、血管径の拡張を伴った急性期にみられる充満血栓と、血管径の縮小した慢性期にみられる退縮血栓がある。一方、非閉塞型では血栓の形状から棒状や索状、壁在血栓等に区別され、急性期と慢性期血栓の鑑別の際、参考になる。

2）血栓性状の変化

　血栓のエコー輝度が低輝度の場合は新鮮血栓を疑い、エコー輝度の上昇や不均一な場合は陳旧性血栓を疑う。特に器質化血栓では、高輝度エコーとして表示される。

3. 血流診断

　静脈血栓周囲や血栓内部の血流について、カラードプラを用いて評価する。慢性期のDVTでは、側副血行路の発達や静脈逆流により、静脈弁不全の有無を評価する（136頁 静脈弁不全の診断基準参照）。また、深部静脈血栓後遺症では、深部静脈弁の逆流速度が速い特徴がある[16]。

ひとくちメモ

浮遊血栓とは？（図62）

浮遊血栓とは、「血栓の末梢の部分は血管壁に固着し、それより中枢の部分（5cm以上）は静脈壁に固着せず、内腔に浮遊している形態」と定義される[17]。この浮遊血栓を有する症例では36〜60％の症例にPTEを合併していると言われている[18, 19]。当院では、初回検査で予期せぬ可動性を有する浮遊血栓を検出した場合、すぐに主治医に報告すべき所見としている。

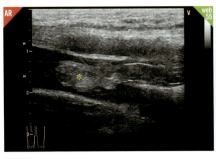 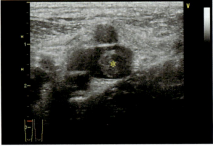

図62 浮遊型血栓
血栓の中枢部分が、静脈壁に固着せず内腔に浮遊している。また、併走する動脈拍動や呼吸の影響を受け、可動性を有している（＊は血栓像を示す）。

ピットフォール

血栓の血管壁との固定性確認（図63）

血栓の中枢端が血管壁と固着しているかを確認することは、PEのリスクを把握するうえで重要な所見である。観察時に注意することは、安静仰臥位で血管壁との固定性を確認すると誤認が多いことである。検査する際、深呼吸や頭側を少し高くさせるなど、患者の全身状態に合わせて、静脈を拡張させる工夫が必要である。

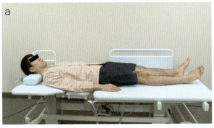 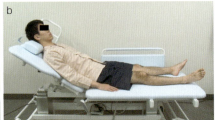

図63 血栓の血管壁との固定性の確認

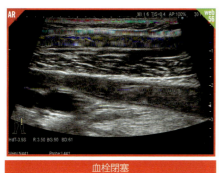
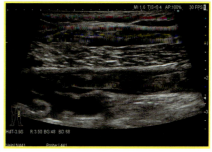

血栓閉塞 　　　　　　　　　　　　　　　浮遊型血栓

図63 血栓の血管壁との固定性の確認（つづき）
a　血栓閉塞：安静仰臥位で検査すると、大腿静脈は血栓閉塞している。
b　浮遊型血栓：頭側を高くすると、大腿静脈の血栓は血管壁に固着せず浮遊している。

4　特徴的エコー所見

急性期 DVT

　急性期（発症2週間以内）のDVTでは、腫脹・発赤・疼痛などの有症状によって発見される。しかし、血栓の発生原因や部位によっては、急性期でも多くの症例は無症状で経過することがあり、留意したい。

　有症状の場合、伴走する動脈より静脈が拡張し、内部に低輝度、均一なエコー性状を呈する血栓が充満していることが多い。血栓の退縮はなく静脈還流は認められず、カラードプラ法では完全な血流欠損像となることが多い（図64）。一方、無症状の場合、完全な閉塞はなく血流が検出されることが多い。一般に、下肢症状を有する完全閉塞した血栓例では遊離する危険性は低いが、下肢症状のない浮遊した血栓例では遊離する危険性が高い。

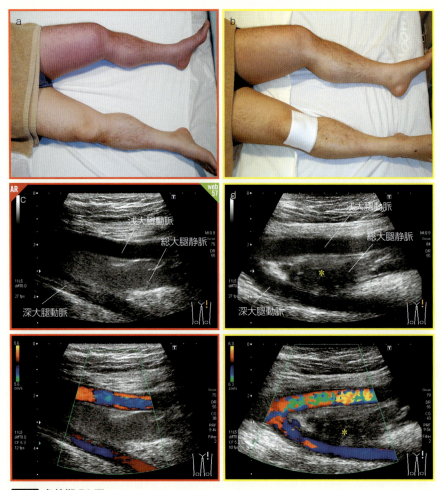

図64 急性期 DVT
a 第1病日、左下肢は発赤、腫脹している。b 第4病日、発赤は消失し、腫脹は改善していない。c 第1病日のエコー像では、総大腿静脈に高度なうっ滞像がみられるが、血栓化はみられない。d 第4病日のエコー像では、総大腿静脈に流動エコーが検出されず、完全に血栓閉塞している（＊印は血栓を示す）。

慢性期 DVT

　慢性期（発症4週間以上）のDVTでは、腫脹・発赤・疼痛などの症状は消失する。ときに症候が遺残、再発する場合もある。また、治療3ヵ月後も下肢腫脹や疼痛、色素沈着などの静脈うっ滞症状を有する場合、血栓後症候群を疑う。
　慢性期血栓の性状や形態はさまざまである（図65）。

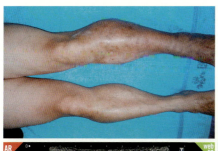

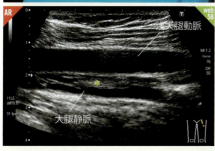
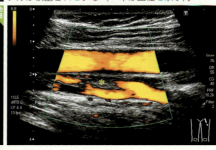

大腿静脈に索状の血栓が観察されている。血栓はところどころ血管壁に固着している。
パワードプラ法では、血栓を避けるように血流シグナルが検出されている（＊印は血栓を示す）。

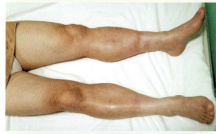

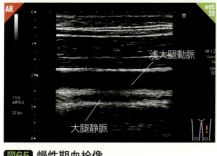

大腿静脈は、血栓の退縮とともに動脈より静脈径が縮小している。カラードプラ法では、血流シグナルが検出され再開通している。

図65 慢性期血栓像

　一般に、血栓の溶解や退縮とともに血管径が縮小し、血栓のエコー輝度上昇、不均一なエコー性状を呈することが多い。この時期になると、血栓は静脈壁に固着されている可能性が高く、遊離する危険性は減る。カラードプラ法では一部に血流シグナルが認められ、再開通所見が得られるようになる。また、深部静脈の弁不全を合併することもあり、バルサルバ法やミルキング法を用いて静脈逆流を確認することも必要である（**図66**）。

大腿静脈の血管壁が肥厚しているように観察されている。カラードプラ法では、順行性血流の後、持続時間の長い逆行性血流が検出され、深部静脈弁不全と判定される（＊印は血栓を示す）。

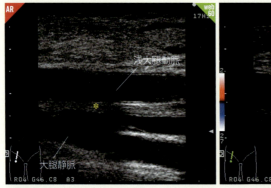
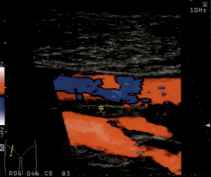

図65 慢性期血栓像（つづき）

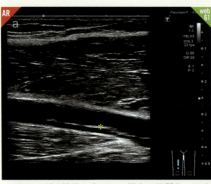
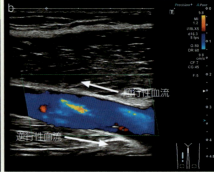

a Bモードで線状、高エコー輝度の器質化した血栓像が観察されている（＊印は血栓を示す）。
b カラードプラ法では、吸気時に逆行する血流が検出されている。
c パルスドプラ法では、持続時間の長い逆行血流が検出され、深部静脈弁不全と判定される。

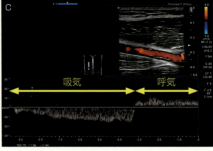

図66 深呼吸による静脈逆流の確認

合併症

DVTの合併症として、肺塞栓症（PE）や奇異性脳塞栓症（paradoxical cerebral embolism）、血栓後症候群（PTS）、または慢性静脈還流不全（CVI）などが重要である（表7　表8）。

表7 DVTの合併症

- 肺塞栓症
    - エコノミークラス症候群、肺高血圧
- 奇異性脳塞栓症
- 静脈還流不全（血栓後症候群）
    - 静脈弁不全によるうっ滞（静脈瘤、下腿潰瘍）

表8 DVTの危険な合併症と発生機序

肺塞栓症（PE）
下肢深部静脈の血栓➡下大静脈➡右房➡右室➡肺動脈
脳塞栓症（cerebral embolism）
下肢深部静脈の血栓➡下大静脈➡右房➡左房➡左室➡大動脈➡脳血管
↑
PFO、ASD、fistula

1. 肺塞栓症（PE）

　心臓から肺へ血液を運ぶ血管である肺動脈に、塞栓子（血栓、脂肪の塊、空気、腫瘍など）が詰まり、肺動脈の閉塞、血流の低下をきたした病態をPEという。その原因が血栓で発生したものを肺血栓塞栓症（PTE）と呼ぶ。血栓の発生部位は下肢深部静脈が最も多く、頸部や上肢静脈、胸部の中心静脈に由来（ダブルルーメンカテーテルや中心静脈カテーテル、または胸郭出口症候群などに起因する）することもある。すなわち、PTEの発生予防には、血栓検索が重要であり、詳細な観察が望まれる。

　本症の診断は、CT血管造影や肺血流シンチグラフィなどで行われる。超音波検査は塞栓源の検索には有用であるが、PEの確定診断には限界がある。一般に、心エコー検査では、慢性の右室圧負荷の場合、右室壁運動はびまん性に低下する。一方、急性の圧負荷（急性PTE）の典型例では、右室圧上昇と右室の拡大に伴い、右室中部自由壁の壁運動が低下し、左室の影響で右室心尖部の壁運動は保たれている所見、いわゆるMcConnell signを呈する（**図67**）。さらに右房、または右室に血栓像が検出されると、PEの可能性が高くなる（**図68**）。しかし、これらの所見は間接的所見であり、肺動脈内に直接血栓像を検出しなければ、確定診断はできないことを理解しておきたい。

2. 奇異性脳塞栓症（paradoxical cerebral embolism）[20]

　奇異性脳塞栓症とは「静脈や右房に存在する栓子（血栓、腫瘍など）が右左シャントを経て動脈に流入し、発症する塞栓症」である。右左シャントを生ずるお

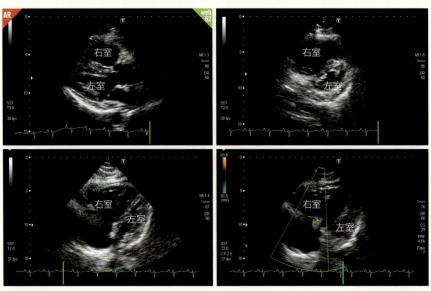

図67 肺塞栓を疑う心エコー所見：McConnell sign

右室圧上昇と右室の拡大に伴い右室中部自由壁の壁運動が低下し、左室の影響で右室心尖部の壁運動は保たれている所見、いわゆるMcConnell sign（マッコーネルサイン）を呈する。

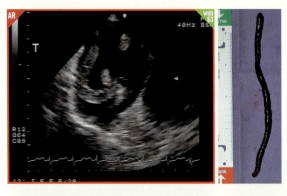

図68 右房内血栓像

経食道心エコー（TEE）で右房内に可動性を有する血栓像が観察されている。手術にて太さ1〜2cm、長さ30cmの棒状血栓が摘出された。

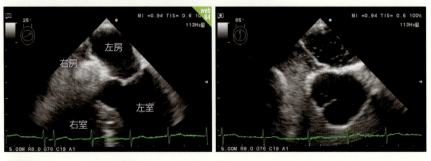

図69 右左シャントの確認

TEEによる右左シャントの確認。Valsalva負荷解除直後から左房内にマイクロバブルが出現し、右左シャントの存在が示唆される。

もな病変は卵円孔開存（PFO）、心房中隔欠損（ASD）、肺動静脈瘻であり、塞栓症の大多数は脳塞栓である。PFO や ASD は臨床的には原因不明の脳梗塞例で多く認められることから、小さな病変でも脳塞栓症の危険因子の一つとして重要視されている。

右左シャントの確認には Valsalva 負荷を加えたコントラスト心エコーが有効である。ただし、経胸壁心エコー法では検出感度が低いため、通常、経食道心エコー（TEE）が必要である。コントラスト剤としてはブドウ糖や生理食塩水が利用される。右左シャントを有する症例では、負荷解除直後に左房内にマイクロバブルが出現する（図69）。

3. 血栓後症候群（PTS）（図70）

本症候群は DVT の既往を有し、浮腫や疼痛、湿疹、皮膚硬結、色素沈着、潰瘍、静脈性跛行などを認める慢性静脈疾患と定義される。その原因は、血栓によって破壊された深部の静脈弁が慢性的に逆流をきたしやすい状態にあり、静脈圧上昇をきたすことで生じる（図71）。すなわち DVT の晩期合併症として知られている。その発生頻度は、近年における DVT に対する診断技術向上や初期治療法の確立などにより以前より減少している。

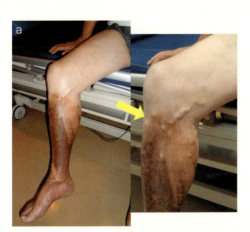

図70 血栓後症候群：CEAP 分類、C4a

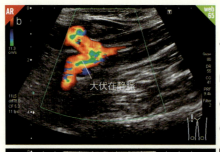
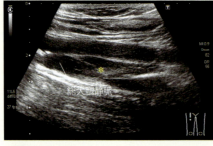
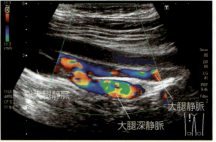

a 20年前、DVTを発症。その後、徐々に表在静脈が目立つようになり、静脈瘤を発症。広範囲に色調変化をきたし、当院受診となった。
b 大腿近位側の表脈静脈は拡張し、有意な逆流がみられる。
c 大腿静脈から総大腿静脈には、索状の器質化した血栓像が観察されている。
d カラードプラ法では、大腿静脈と大腿深静脈ともに逆行性血流が検出されている。

図70 血栓後症候群：CEAP 分類、C4a（つづき） （＊は血栓像を示す）

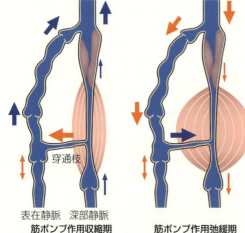

①深部静脈の血栓により静脈弁が破壊され、深部静脈に逆流が生じ、慢性的な静脈圧上昇をきたす。
②持続的な静脈圧上昇に伴い、さらに下腿穿通枝の静脈弁機能不全をきたす。
③筋収縮によって、深部静脈から表在静脈へ直接血液が流れ込むようになる。
④表在静脈への静脈還流量が増えると、表在静脈は拡張し、弁機能不全をきたすようになる。
⑤筋弛緩期には、深部静脈の弁不全による逆流に表在静脈の弁不全による逆流が加わり、血液が下腿部に還流されるようになる。

上記の病態の結果、浮腫や色素沈着、静脈性潰瘍（足首や下腿の下1/3に生じる）をきたすようになる。

図71 DVT後遺症における静脈還流 （文献21より著者作成）

5 知っておきたい治療法と評価法

　DVT治療の基本は抗凝固療法である。特に末梢型（下腿限局型）DVTでは、抗凝固療法のみで治療するのが一般的である。抗凝固療法に加え、血栓溶解療法、経カテーテル的血栓溶解・破砕・回収術などが、下大静脈へ波及するような急性期の広範なDVTに対し実施されることもある。また、下肢や骨盤内の静脈血栓

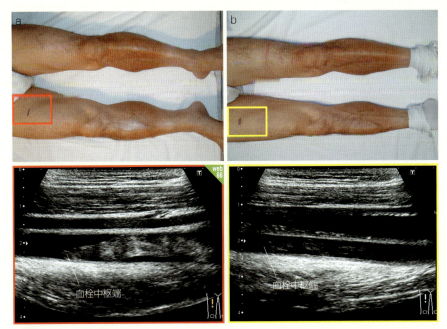

図72 血栓中枢端の位置
a　初回検査時、血栓の中枢端にマーキング実施。
b　3週間後、血栓の中枢端の位置に変化はみられないが、血栓は縮小している。

が遊離してPTEをきたすのを予防するために、IVCフィルタが留置されることもある。

抗凝固療法・血栓溶解療法

　一般に、抗凝固療法が治療の基本である。特に近位型DVTに対しては、禁忌を有していない限り、全例に実施される。検査する際、血栓の範囲（特に中枢端の位置）と形態・性状などがわかるように記録しておくと、治療効果の判定に有効である。また、血栓の中枢端の位置を皮膚にマーキングしておくと、正確な経過観察が可能になる（図72）。経過観察時、血栓の縮小や短縮がみられることが多いが、著変ない症例やさらに中枢進展する症例もあり、詳細な観察が必要である。通常、遠位型DVTでは静脈血栓は数日から数週で消失するものが多い。一方、近位型DVTでは、退縮するが完全に消失することは少なく索状物として残存する[4]。

> ### ひとくちメモ
>
> **治療が必要な下腿DVT**
>
> 2012年『ACCPガイドライン』[22]では、無症候性の下腿限局性DVTには抗凝固療法は不要としている。ただし、2週間後に再検査し、進展があれば抗凝固療法を3ヵ月間行うことを推奨している。また、下腿限局性DVTが進展しやすい要因は、D-dimer陽性や長く大きい血栓、複数みられる血栓、担がん患者、入院患者などである。これらの治療が必要な下腿DVTを 表9 に示す。
>
> **表9 治療が必要な下腿DVT** (文献22より改変)
>
> | 下記2項目以上で治療が必要 |
> |---|
> | ・D-dimerが基準値以上（0.5μg/mL） |
> | ・血栓長＞5cm、直径＞7mm |
> | ・複数の下腿静脈にある（両側も含む） |
> | ・疾患や先天性、外傷、術後以外の下腿DVT（原因不明の下腿DVT） |
> | ・治療中のがん患者 |
> | ・入院中 |

IVCフィルタ留置術

IVCフィルタは大腿静脈や内頸静脈からアプローチし、両側腎静脈より末梢側、両側総腸骨静脈合流部より中枢へ留置される。このIVCフィルタは永久留置型と非永久留置型（回収可能）がある。非永久留置型では、限られた期間留置した後、抜去が可能である。

1. 留置前評価

通常のDVT評価に加え、フィルタ留置部やアクセスルートに血栓がないことを事前に確認しておくことが大切である。

2. 留置後、および回収前評価

IVCフィルタ留置後は、捕捉された血栓や中枢側の血栓の存在確認が大切である。特にフィルタ抜去前は、丹念に検索したい。エコー検査のコツは、カラーガイド下、血流シグナルの欠損像を確認した後、Bモードで血栓の付着を検出することである。その際、血流表示法はカラードプラ法に加え、高感度で高分解能な血流表示法が有用である。また、Bモードでは縦断面の広い視野で観察し、血栓と血流腔の境界に見られる線状エコーに着目すると、血栓を認識しやすくなる（図73）。

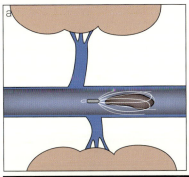

a IVCフィルタは、腎静脈より末梢側、総腸骨静脈合流部より中枢へ留置する。
b カラードプラ法で、フィルタ部の血流シグナルを検出する。
c 血流シグナルが検出されない部位は、Bモードで確認する。
d カラードプラ法ではみ出し血流が多い場合、高分解能カラー表示法を利用する。
e フィルタ部は短軸でも確認し、血栓の占有率を算出することで、経過観察に有用である。

（*は血栓を示す）

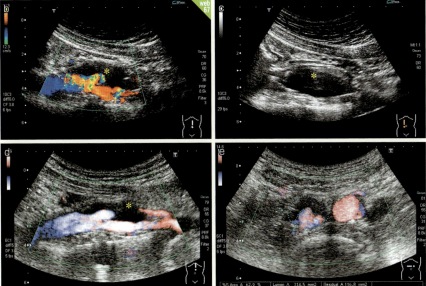

図73 下大静脈フィルタと捕捉された血栓

注意喚起

永久留置型フィルタ検査時の注意点

永久留置型フィルタでは、下大静脈に固定するために、フィルタ先端に突起がある。検査時、過度の圧迫は下大静脈損傷のリスクが増し、注意が必要である。

〈引用・参考文献〉
1) 山本哲也. 深部静脈血栓症の超音波診断. 心エコー. 11 (11), 2010, 1074-85.
2) 山本哲也. "下肢静脈エコー". めざせ！血管エコー職人. 東京, 中外医学社, 2013, 150-92.
3) 山本哲也. "下肢静脈". 血管エコー. 東京, ベクトルコア, 2014, 140-75. (コンパクト超音波αシリーズ).
4) 肺血栓塞栓症および深部静脈血栓症の診断, 治療, 予防に関するガイドライン (2017年改訂版). http://www.j-circ.or.jp/guideline/pdf/JCS2017_ito_h.pdf (2018年3月閲覧)
5) Lohr, JM. Allastair B. Karmody Award. Calf vein thrombi are not a benign finding. Am J Surg. 170 (2), 1995, 86-90.
6) 景山則正ほか. 下腿静脈の走行および構造と深部静脈血栓の関係. Vascular Lab. 2, 2005, 266-9.
7) 松尾汎ほか. 超音波による深部静脈血栓症・下肢静脈瘤の標準的評価法. 日本超音波医学会. 2017. http://www.jsum.or.jp/committee/diagnostic/pdf/deep_vein_thrombosis.pdf (2018年3月閲覧)
8) 山本哲也. "基礎理論の臨床応用技術：血管領域". 超音波基礎技術テキスト. 超音波検査技術特別号. 37 (7), 2012, 229-50.
9) Konstantinides, SV. et al. 2014 ESC Guidelines on the diagnosis and management of acute pulmonary embolism. Eur Heart J. 35 (43), 2014, 3033-69.
10) 日本静脈学会. 下肢静脈瘤に対する血管内治療のガイドライン (2009-2010年小委員会報告). 静脈学. 21, 2010, 289-3009.
11) 佐藤洋ほか. 大腿静脈を観察部位とした下肢深部静脈血栓症の超音波診断の有用性に関する検討. 脈管学. 37, 1997, 65-71.
12) 日本超音波医学会用語・診断基準委員会. 下肢深部静脈血栓症の標準的超音波診断法. Jpn J Med Ultrasonics. 35 (1), 2008, 35-44.
13) Bernardi, E. et al. Serial 2-point ultrasonography plus D-dimer vs whole-leg color-coded Doppler ultrasonography for diagnosing suspected symptomatic deep vein thrombosis : a randomized controlled trial. JAMA. 300 (14), 2008, 1653-9.
14) Linkins, LA. et al. Interobserver agreement on ultrasound measurements of residual vein diameter, thrombus echogenicity and Doppler venous flow in patients with previous venous thrombosis. Thromb Res. 117 (3), 2006, 241-7.
15) Koopman, MM. et al. Clinical utility of a quantitative B-mode ultrasonography method in patients with suspected recurrent deep vein thrombosis (DVT). Thromb Haemost. 69, 1993, 285a.
16) Yamaki, T. et al. High peak reflux velocity in the proximal deep veins is a strong predictor of advanced post-thrombotic sequelae. J Thromb Haemost. 5 (2), 2007, 305-12.
17) Voet, D. et al. Floating thrombi : diagnosis and follow-up by duplex ultrasound. Br J Radiol. 64 (767), 1991, 1010-4.
18) Baldridge, ED. et al. Clinical significance of free-floating venous thrombi. J Vasc Surg. 11 (1), 1990, 62-9.
19) Radomski, JS. et al. Risk of pulmonary embolus with inferior vena cava thrombosis. Am Surg. 53 (2), 1987, 97-101.
20) 山本哲也ほか. "四肢静脈". 血管超音波テキスト. 日本超音波検査学会監. 東京, 医歯薬出版, 2005, 87-126.
21) 平井正文ほか. 臨床静脈学. 阪口周吉編. 東京, 中山書店, 1993, 222p.
22) Kearon, C. et al. Antithrombotic therapy for VTE disease : Antithrombotic therapy and prevention of thrombosis, 9th ed : American college of chest physicians evidence-based clinical practice guidelines. 141 (2 Suppl), 2012, e419s-94.

2 静脈瘤（varix）の攻略法

1 描出方法と正常像

大伏在静脈

1. 大伏在静脈‑大腿静脈合流部（sapheno-femoral junction：SFJ）（図1）

鼠径靭帯部で総大腿動脈と総大腿静脈を同定し、やや末梢側に走査すると総大腿静脈と大伏在静脈の合流部が描出される。この位置は弁不全の頻度が最も高く、静脈弁も容易に観察できる。弁逆流を詳細に観察するには、同部位で探触子を90°回転させ、縦断面で描出する。その際、大伏在静脈と総大腿静脈を同一画面に記録すると、観察部位、逆流の有無がわかりやすい[1]。

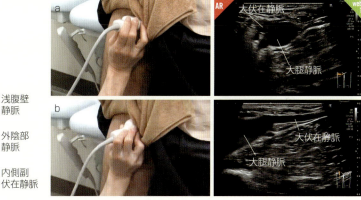

図1 大伏在静脈－大腿静脈合流部（SFJ）
a 鼠径部に横断面でアプローチし、大伏在静脈の大腿静脈合流部を描出させる。
b 探触子を時計方向に90°回転させると、縦断面像が描出される。

ワンポイントアドバイス

縦断面でのSFJの描出（図2）

　立位時、縦断面でSFJを描出させることは難しい。コツは、まず総大腿動脈分岐を明瞭に描出させることである。次に、超音波ビームをゆっくり内側に向けるように探触子を傾けると、総大腿静脈の縦断面が描出される。さらに探触子を内側に傾けると、SFJが確実に描出される。その際、手のひらの側面と小指を患者の皮膚に密着させて走査すると安定した画像が得られやすい[1]。

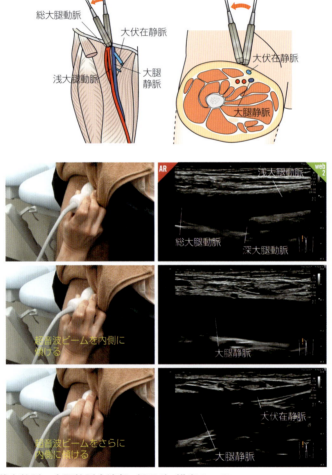

図2　大伏在静脈－大腿静脈合流部（SFJ）描出のコツ
総大腿動脈分岐を描出した後、超音波ビームをゆっくり内側に傾けると大腿静脈が描出され、さらにゆっくり傾けるとSFJが描出される。

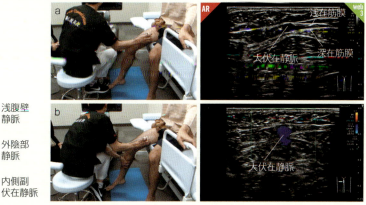

図3 大伏在静脈の大腿部付近
a 大腿部内側を横断面で走査すると、表在に近い位置に大伏在静脈が描出される。
b 血流情報は、カラードプラ法を用いて確認する。

2. 大腿部（図3）

大腿部内側の中央付近に探触子を置き、下肢の丸みに合わせて左右に移動し描出する。この位置にある大伏在静脈の深さはほぼ一定であり、浅在筋膜と深在筋膜の間を走行する[2,3]。同部位は saphenous compartment[4]（19頁 ワンポイントアドバイス参照）と呼ばれ、本幹の走行がわかりにくい場合の目印になる。

リンパ節が腫脹している場合、血管病変と紛らわしく描出されることがある。通常、リンパ節腫脹は楕円から球状の低輝度エコー領域として観察され、静脈瘤に類似した形態を呈する場合がある。本病変は、直線性が乏しいことや血流情報から鑑別される。

3. 下腿部（図4 図5）

下腿内側の脛骨後方から観察する。大伏在静脈は、比較的深い位置を直線的に走行するため描出しやすい。ただし、下腿の分枝静脈に静脈瘤を認める場合、本幹の同定が難しいことがある。その際、足関節部から観察すると本幹の同定は容易である。通常、大伏在静脈は足関節の内踝部前方付近では目視できる。この位置から走行を見失わないように中枢側へ走査する。走行を見失った場合は、確実な同定部位まで戻り、再度走行を確認する[1]。

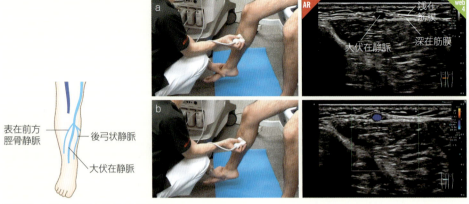

図4 大伏在静脈の下腿中部付近

下腿中部付近の大伏在静脈は、腓腹部脛骨側を走行している。

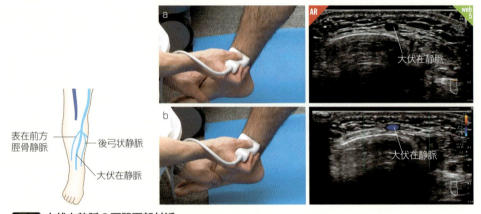

図5 大伏在静脈の下腿下部付近

下腿下部付近の大伏在静脈は、足関節の内踝部前方付近を走行している。

小伏在静脈

1. 小伏在静脈 - 膝窩静脈合流部（sapheno-popliteal junction：SPJ）

　小伏在静脈の合流形式は異型が多く存在する。そのため小伏在静脈を遠位側から近位側へと走査したほうが、SPJは同定しやすい（図6）。もしも近位側からアプローチしたい場合、膝関節背部より約10cm上方の位置から横断像で走査する。膝窩静脈を描出させ、徐々に末梢側に走査すると、膝関節約5cm上方に小伏在静脈の合流部が通常、観察される。このあたりには腓腹静脈の合流部もあり、SPJと誤らないように留意したい。

　小伏在静脈の合流形式は多彩で（18頁 表1参照）、また健常例では静脈径が

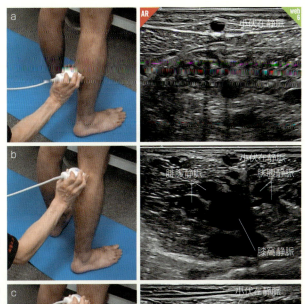
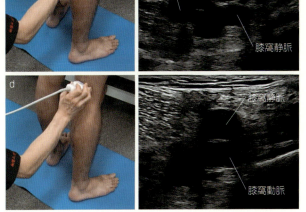

小伏在静脈 (SSV) の合流形式は異型が多い。そのため SSV を遠位側から近位側へ走査することをお勧めする。

a 腓腹部中央付近を背側から横断面で走査すると、腓腹筋の内側頭と外側頭の中央部を SSV が走行している。浅在筋膜と深在筋膜間 (saphenous compartment) を直線的に走行しているため、血管を同定しやすい。
b 膝関節部上方で腓腹静脈が膝窩静脈へ合流する。
c SSV が徐々に深部へ走行し、膝窩静脈へ近づく。
d SSV は膝窩静脈へ合流する。

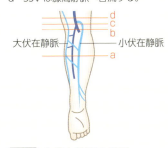

図6 小伏在静脈の描出

細く SPJ が深部にあり、描出されにくい場合も多い。明らかな静脈瘤がない症例で、筋膜より表在で小伏在静脈径が拡大していない場合、SPJ の確認を省略することもある。

2. 下腿部

小伏在静脈の描出が難しいとき、下腿背側の腓腹筋を目印に走査すると容易に描出できる。横断面で腓腹部中央付近をゆっくり走査すると、腓腹筋の内頭と外頭の筋膜間に出現する。この付近では表在に近い浅在筋膜と深在筋膜間

（saphenous compartment）を直線的に走行するため描出しやすい。静脈瘤で本幹の走行がわかりにくい場合、この saphenous compartment を目印にし、探触子を単純に真っ直ぐ走査するとよい（図6）。

ピットフォール

表在静脈が描出されない！（図7）

表在静脈は皮膚直下を走行するため、弱い力でも容易に圧縮される。特に初級者が表在静脈を認識できない場合、完全に圧縮させていることが多い。その際、探触子走査はエコーゼリーを多めに塗布し、探触子を軽く置くように走査するか、軽い圧迫と解除を繰り返しながら観察することをお勧めする。

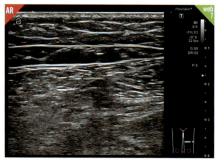 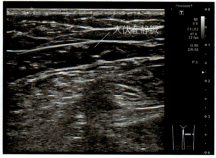

図7 表在静脈が描出されない
a 表在静脈は皮膚直下を走行するため、弱い力でも容易に圧縮され大伏在静脈は描出されていない。
b 探触子を軽く皮膚に接触させるように力を弱めると、大状在静脈が描出される。

ひとくちメモ

下肢静脈瘤！ 人間とキリンどっちが多い？

キリンは見ての通り、人間より足が長く静脈圧が高そうである。しかし、基本的に静脈瘤にはならない。その理由は皮膚と筋膜が非常に厚く、生まれたときから弾性ストッキングを常時履いている状態と同様だからである[5]。また、動物は四足歩行のため静脈圧が上がりにくいと言える。大昔、人間も動物と同様、四足歩行であった。しかし、直立二足歩行に進化し、下肢の静脈圧が上昇したことで弁不全をきたしやすくなったと言える。もしも進化の過程で人間の足の皮膚が厚くなっていたら、われわれは静脈瘤検査で悩むことはなかった？ かもしれない。

職人技伝授

表在静脈描出のコツと注意点

　静脈は動脈に比較し血管内圧が低く、探触子による圧迫で容易に変形する。特に表在静脈では、その傾向が強く、探触子による過度の圧迫に注意を要する。また立位や座位の検査では、探触子の固定は不安定になりやすい。探触子は小指を除いた4本の指で保持し、小指の側面を患者の皮膚に密着させ、探触子をしっかり固定させると安定した画像が得られやすい。その際、検査者は床に立膝をして座り、探触子を持つ側の肘を立膝の上に乗せることでより安定した画像が得られやすくなる[1]（図8）。

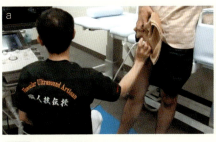 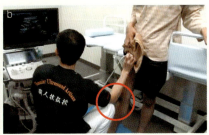

図8 表在静脈描出のコツ
a　探触子の固定が不安定となり、安定した画像が得られにくい。
b　検査者は床に立膝をして座り、探触子を持つ側の肘を立膝の上に乗せることで安定した画像が得られやすい。

ワンポイントアドバイス

これで納得！伏在静脈の本幹と分枝の区別（図9）

　一般に、筋膜のない部分や筋膜の隙間から出た分枝静脈が、血液の圧力により瘤化する。すなわち、筋膜がしっかりしている部位では、静脈の拡張や屈曲蛇行はきたしにくく、筋膜が欠損している膝周辺などから瘤化しやすい。したがって、本幹と分枝を区別するには、筋膜を目印にすることをお勧めしたい。本幹は浅在筋膜の下方を走行し、浅在筋膜の上方を走行するのが分枝である。また、本幹は同じ深さを一定に走行する傾向がある。下腿部に屈曲、蛇行した静脈瘤が観察される場合、本幹ではなく分枝静脈であることが多く、誤認しないように留意したい。

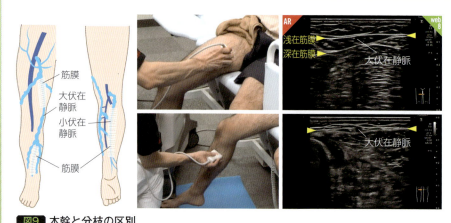

図9 本幹と分枝の区別

大伏在静脈本幹と分枝の区別には、本幹の走行をしっかり把握することが大切である。筋膜のない部分や筋膜の隙間から出た分枝静脈が血液の圧力により瘤化する。すなわち、筋膜がしっかりしている部位では静脈の拡張や屈曲蛇行はきたしにくく、筋膜が欠損している膝周辺などから瘤化しやすい。

2 観察・評価方法

静脈弁不全の診断基準

　表在静脈では0.5秒、大腿～膝窩静脈では1.0秒を超える逆流を異常と判断する。穿通枝では0.5秒を超える表在側への血流を有し、3.0～3.5mm以上の径を有するものを不全と判断する[6]（図10）。

観察・評価所見

1．静脈径（図11）

　静脈径は検査体位や圧迫により変化するため、探触子を軽く皮膚に密着させ、左右同一条件で計測する。計測断面の設定は、血管長軸断面に対し垂直に直交する短軸断面を描出させる。このとき、血管が変形しないように圧迫は避け、正円に静脈を描出させる。計測ポイントは体表面から観察した画像の前後径で計測し、壁の外側にて測定する[6]。

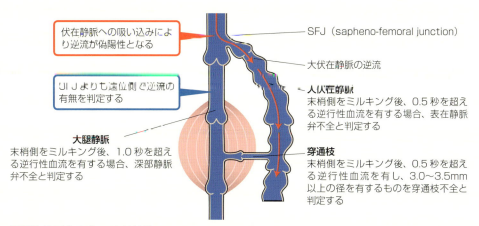

図10 静脈弁不全の診断基準（文献20より著者作成）
深部静脈の逆流は、SFJ、SPJよりも遠位側の深部静脈で確認する[1,6]。

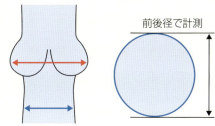

図11 静脈径の測定
静脈径の測定は弁洞部の拡張している部位（赤矢印）ではなく、平均的な血管径を測定する（青矢印）。
計測ポイントは体表面から観察した画像の前後径で計測し、壁の外側にて測定する（黒矢印）。

　計測部位は、大伏在静脈系では大腿静脈と大伏在静脈の合流部（SFJ部）付近と大腿部、下腿部を、小伏在静脈系では膝窩静脈と小伏在静脈の合流部（SPJ部）付近と下腿部を最低限計測したい[1,3,6]（**図12**）。また、下肢静脈瘤に対する血管内治療の適応基準ではSFJ、あるいはSPJより5～10cm遠位側の伏在静脈での計測を推奨している[7]。測定する際、局所的に拡大した部位は避け、平均的な部位で測定したい。

2. 血流評価（**図13**）

　通常の静脈血流は、低流速のため血流シグナルは検出されにくい。そこで血流を増強させ、弁に血流負荷をかけて判定する必要がある。逆流検査にはバルサルバ負荷により腹圧をかける方法と、下肢の圧迫およびその解除によるミルキング法、下腿の筋運動後にみる方法がある[6]。バルサルバ負荷は、総大腿静脈やSFJの評価に有用であるが、個人差が大きいことに留意する。一方ミルキング法は簡

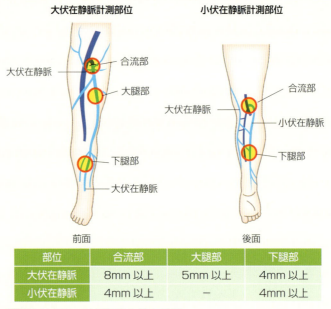

部位	合流部	大腿部	下腿部
大伏在静脈	8mm 以上	5mm 以上	4mm 以上
小伏在静脈	4mm 以上	−	4mm 以上

図12 静脈径の計測部位と拡張基準

ワンポイントアドバイス

大伏在静脈径（七・五・三）と弁不全

ルーチン検査時、そのつどカラードプラ法を用いて弁不全の有無を確認するのは非効率である。静脈に弁不全があるか否かは、静脈径から推測がつく。その目安は"七・五・三"と記憶しておく。これは「3mm 以下では弁不全なし。3〜5mm で疑い、5〜7mm で強く疑い、7mm 以上で中等度の弁不全を疑う」である。エコー画面上の血管深度を示すメモリを参考におおよその径を把握したい。

ワンポイントアドバイス

短軸断面と長軸断面

静脈瘤検査は、血管走行を確認しながら拡大や逆流を判定するため、長軸断面より短軸断面が適している。長軸像での記録は、血流速度の計測や血流方向を詳細に確認する際に利用され、短軸像よりも観察視野が広く第三者に伝えやすい利点を有する。その反面、走査時に断面がずれることが多く、検査手技に熟練を要する。一般に、画像を記録する際、両方の断面で記録する必要はなく、短軸像と長軸像のどちらでも問題はない。

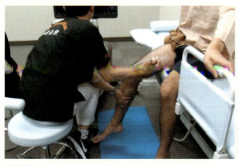
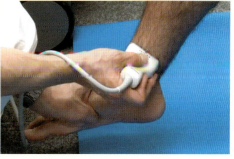

図13 逆流検査時の血流誘発方法

静脈血流は低流速のため、安静状態では血流シグナルが検出されにくい。観察部位より末梢側をミルキングし、弁に血流負荷を加え逆流を判定する。

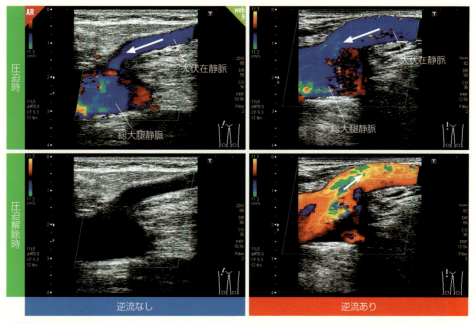

図14 逆流の判定

大伏在静脈−大腿静脈合流部（SFJ）。矢印は血流方向を示す。

便で、一般的に用いられている。

　健常な状態では、下腿部ミルキング操作で圧迫時に急速な順行性血流が生じ、圧迫解除後に血流が停止する。しかし弁不全が存在する場合、解除後、持続時間の長い逆行性血流が生じる（**図14**）。

ワンポイントアドバイス

逆流時間の測定（図15）

　正常例でも静脈弁が閉鎖するまでの短い時間、生理学的な逆流が認められる。持続時間の短い逆流は、パルスドプラ法を用いて客観的に評価する。通常、0.5秒[3, 7〜9]を超える場合、有意逆流と判定する。

　記録時、探触子を保持している手を下肢にしっかり密着固定し、反対の手で装置操作と下肢の圧迫を行う。このミルキング手技により逆流時間は大きく変化するので、初心者では他の人に協力してもらうとよい。一般に逆流時間の測定は再現性が悪く、さまざまな条件で変化する。そのため定量的価値はほとんどなく、逆流持続時間と臨床の重症度とは必ずしも一致しない[10]。

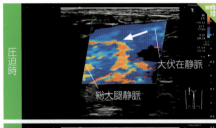

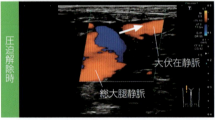

正常例でも、静脈弁が閉鎖するまでの短い時間に生理的な逆流が認められることがある。持続時間の短い逆流は、パルスドプラ法を用いて客観的に評価する。

ミルキング後、0.5秒を超える持続した逆流を有意逆流と判定する。

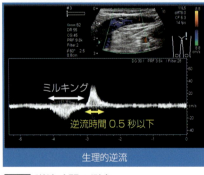

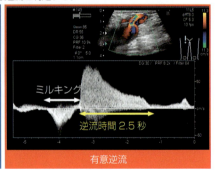

図15 逆流時間の測定

職人技伝授

ミルキングのコツと注意点（図16）

観察部位より末梢側の大腿部内側、下腿腓腹部や足部など、筋肉がなるべく豊富にあり圧迫しやすい位置を選択する。静脈還流の増加が十分に得られる強さで、揉むように圧迫するのが理想的である。ただし、手の小さい検者は握るように圧迫したほうが効果的である。連続してミルキングを行うと、静脈内の血液貯留量が乏しく、十分な増強効果は得られない。静脈内に血液が再度充満するように適度な間隔をあけて行うようにする。逆流時間が短く判定に苦慮する際、すぐに圧迫を解除せず、5〜6秒間圧迫を保ち、その後、解除すれば判定は確実になる（図17）[1]。また、DVTの合併が疑われる場合、血栓を遊離させる可能性もあるため留意したい。

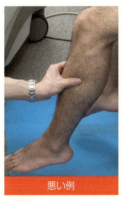
悪い例

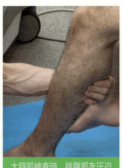
大腿部検査時、腓腹部を圧迫
よい例

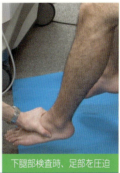
下腿部検査時、足部を圧迫
よい例

図16 ミルキングのコツと注意点

脛骨前方から圧迫しても、血流の増強は得られない。
大腿部内側や下腿腓腹部、足部などの筋肉がなるべく豊富にあり、圧迫しやすい位置を選択する。静脈還流の増加が十分に得られる強さで、ゆっくり揉むように圧迫する。

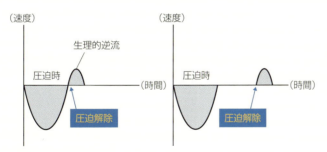

図17 逆流時間の測定

正常でも、弁が閉鎖するまでに0.1〜0.2秒の生理的逆流がある。逆流時間が短く判定に苦慮する際は、すぐに圧迫を解除せず、5〜6秒間圧迫を保ち、その後解除すれば判定は確実になる。

> **ひとくちメモ**
>
> **最大逆流速度**
> 　最大逆流速度が重症度を反映する報告や、逆流波形から逆流量を算出する報告など、いくつかの逆流指標が提案されている。しかしながら逆流速度を用いた指標は、現時点では一般的とは言えない。

3．血管走行の確認

1）本幹の走行と静脈瘤の原因静脈の同定（図18 図19）

　伏在静脈本幹の走行に加え、静脈瘤の走行を確認し、静脈瘤が連絡する血管（大伏在あるいは小伏在静脈、穿通枝）を同定する。特に静脈の拡張・屈曲蛇行が著明な部位では、逆流は顕著である。同部位では逆流の検出より、走行の確認に重点を置く。

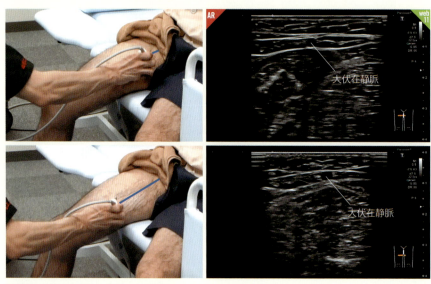

図18 大伏在静脈の走行：健常例
大伏在静脈の本幹は、一定の深さを直線的に走行している。

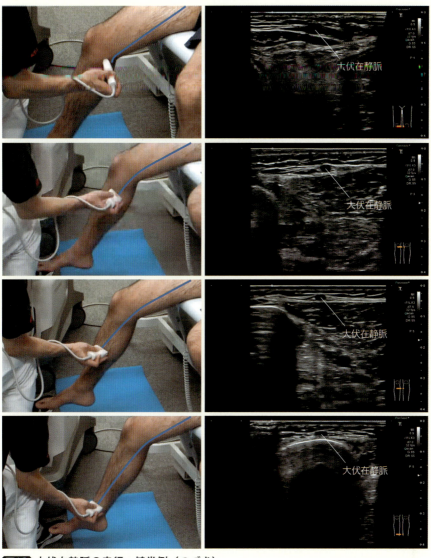

図18 大伏在静脈の走行：健常例（つづき）

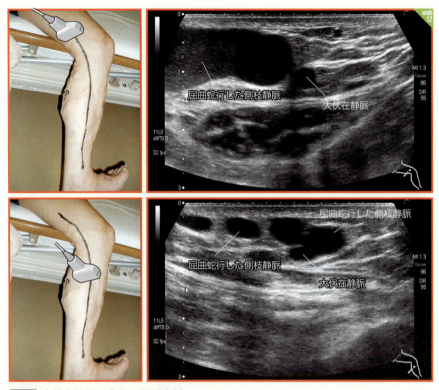

図19 大伏在静脈の走行：静脈瘤例
静脈瘤例では、太く屈曲蛇行した側枝静脈が、大伏在静脈本幹の前方や側方から合流する。

2）不全穿通枝の検索（図20）

　穿通枝は下肢静脈瘤軽症例においてその存在意義は少なく、皮膚症状を有する場合や重症例では詳しく観察する必要がある[6]。表在と深部を結ぶ穿通枝を検索し、筋膜穿通部位での静脈径の拡大と有意な逆行性血流を検出することで、不全穿通枝と判定される。ただし、筋肉枝を介する間接型の穿通枝は、逆流の証明が難しい場合も多い（表1）。この間接型の穿通枝はひらめ静脈より腓腹静脈と交通することが多く、特に小伏在静脈瘤では腓腹静脈内側枝に流入する穿通枝がみられることが多い。

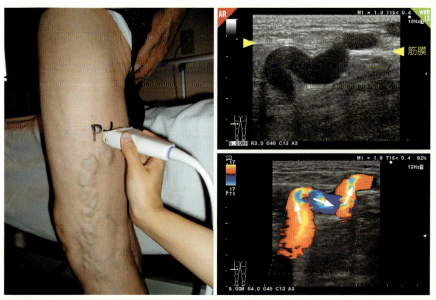

図20 不全穿通枝

静脈瘤が始まる部位を検索すると、筋膜が途切れ、表在と深部を結ぶ太い穿通枝が検出される。筋膜穿通部位での静脈径の拡大と有意な逆行性血流が検出され、不全穿通枝と判定される（矢頭は筋膜、矢印は血流方向を示す）。

表1 穿通枝のタイプと不全例の判定

穿通枝	交通経路と血流方向	不全例の判定
直接型	表在静脈→深部静脈	深部静脈→表在静脈 0.5 秒超、径 3.0〜3.5mm 以上
間接型	表在静脈→筋肉枝→深部静脈	筋肉枝 →表在静脈 0.5 秒超、径 3.0〜3.5mm 以上

ピットフォール

穿通枝径の計測

穿通枝の径を計測する際、筋膜穿通部位での穿通枝径（青矢印）を計測する。同部位では穿通枝が斜めに走行していることが多く、筋膜が途切れている距離（赤矢印）を測定すると穿通枝を斜め切りに計測していることになる。すなわち過大評価になる。計測時には留意したい（図21）。

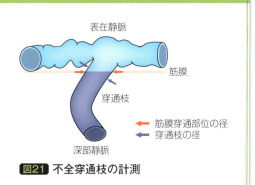

図21 不全穿通枝の計測

職人技伝授

穿通枝の見つけ方[3]

「視診、触診で疑わしい部位」「静脈が急に太くなった部位」「代表的な穿通枝が存在する部位」を念頭に置いて検索する（図22）。基本的に大腿部と下腿部の穿通枝の描出方法は同様である。血管を横断面断層法で静脈瘤に沿って走査し、筋膜エコーの途切れる部位を検索する。その際、血管の走行に合わせて探触子を上下、あるいは左右に微調整し、表在静脈が筋膜を穿通して深部静脈と交通していることを確認する（図23）。特に表在静脈の径が急に太くなる部位では、不全穿通枝の存在を疑う。穿通枝が同定されたら、径を計測し、逆流の有無を判定する。

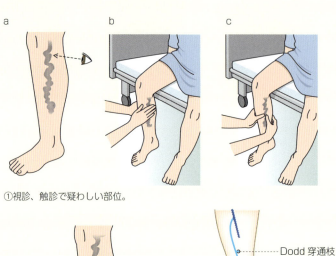

①視診、触診で疑わしい部位。

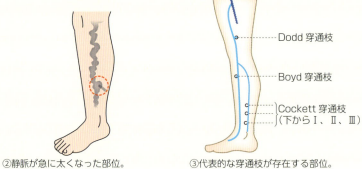

②静脈が急に太くなった部位。

③代表的な穿通枝が存在する部位。

Dodd 穿通枝
Boyd 穿通枝
Cockett 穿通枝（下からⅠ、Ⅱ、Ⅲ）

図22 不全穿通枝の探し方

①表在静脈と筋膜を観察しながら走査し、筋膜が途切れる部位を検索する。
②筋膜穿通部位での径を計測する。
③カラードプラ法を用いて、有意逆流の有無を確認する。

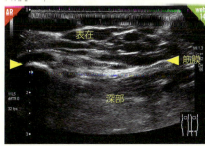
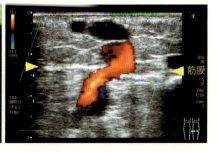

矢頭は筋膜、矢印は血流方向を示す。

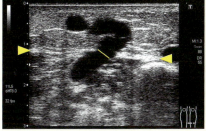

穿通枝径の計測　　　　　　　　逆流の判定

図23 不全穿通枝の検索手順

ワンポイントアドバイス

不全穿通枝なし！！

　健常人の穿通枝は細く、観察されないことが多い。通常、径3mmぐらいから検出可能になる。前述した方法で丹念に検索しても穿通枝が同定されない場合、見つけられない…、判らない…、難しい…、などと思ってはいけない。穿通枝が不全ではないから検出されないと自信を持って判断していただきたい。また、表在静脈の蛇行が著明な症例では、静脈分枝を穿通枝と誤認することがあり、初級者は留意したい（**図24**）。

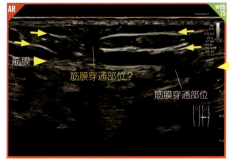

図24 穿通枝と静脈分枝の誤認に注意

表在静脈の蛇行が著明な症例では、線維組織や静脈壁が高輝度の線状エコー（矢印）として観察され、筋膜と類似してみえる。一見、静脈の分枝が筋膜穿通部位のようにみえてしまう。正しい筋膜の位置を把握しておきたい。

> **ひとくちメモ**
>
> **穿通枝のメカニズム**
>
> 　膝から上の大腿部の穿通枝は、静脈瘤の原因となることがあるが、膝から下の下腿部の穿通枝は、静脈瘤の原因にはならないことが多い。これは、膝上の逆流源からの静脈血が、深部静脈に流れ込むための吸い込み口になっているからである。そのため穿通枝が太くなり、弁不全をきたすようになる。したがって、一次性下肢静脈瘤における下腿の不全穿通枝は、静脈瘤の原因ではなく結果とされる。すなわち静脈瘤治療において、下腿の穿通枝の結紮は不要とする意見もある[5]（図25）。
>
>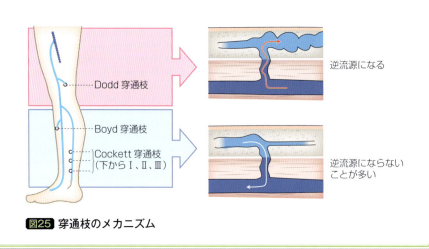
>
> 図25　穿通枝のメカニズム

4．血栓の有無

　表在静脈の血栓は、触診で硬い構造物として触知されるため、検索は容易である。血管の走行に沿って探触子を走査し、Bモード法で血栓像、カラードプラ法で血流シグナルの有無を確認する（図26）。その際、広い視野が得られる縦断面による観察が、血栓の診断に有効である。

　血栓の存在が不明確な部位では、探触子で静脈を直接圧迫し、内腔の変化を観察する。注意点は横断面で血管に対し垂直に、またDVT検査時よりも弱い力で行うことである[1,3]。血栓例では、血栓の性状や存在範囲の評価も必要である。表在静脈の血栓が肺塞栓を引き起こすことは稀であるが、深部静脈に血栓が進展した場合、その可能性は高くなる。また、二次性静脈瘤を否定するためのDVT検査では既往歴を聴取し、下肢全体を観察するのではなく、大腿部や膝窩部などポイントを絞り効率よい検査を心がけたい。

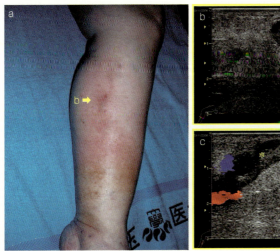

図26 血栓の有無

a 大腿下部から下腿上部内側に限局した発赤、腫脹、疼痛が認められた。触診では大伏在静脈の走行に合わせて硬い索状物が触知された。b 疼痛部位を横断面断層法で観察。大伏在静脈とその分枝静脈に血栓様エコーが確認された（＊印は血栓を示す）。
c 縦断面像で血栓中枢端が明瞭に描出されている。

ひとくちメモ

二次性静脈瘤

一次性静脈瘤は、発生機序については十分解明されていないが、多くの危険因子（遺伝、性別、妊娠、職業、年齢など）が関与して発症する。一方、二次性静脈瘤は、DVTなどにより深部静脈の循環障害、穿通枝の弁不全が生じ、それを介して表在静脈の血流が増大し、圧が上昇して引き起こされる。つまり、静脈瘤が側副血行路として機能している状態であり、静脈瘤の手術は禁忌である（124頁 図71参照）。

ピットフォール

深部静脈の弁不全の判定

静脈瘤があり、SFJあるいはSPJでの逆流が著明な症例では、合流部より中枢側の深部静脈に伏在静脈への吸い込み血流が生じる。この血流を深部静脈の弁不全に伴う逆流と判断しないように留意したい。通常、深部静脈の弁不全の確認は、表在静脈合流部より末梢側で判定する（137頁 図10参照）。

3 検査範囲と診断のポイント

検査範囲と手順（表2）

　静脈瘤を視診、触診で確認し、検査必須範囲を把握する。通常、伏在静脈のほか、大腿部では大腿静脈と大腿部穿通枝、膝窩部では膝窩静脈と腓腹静脈合流部、下腿部では穿通枝などを必要に応じて検査する。一般に、大腿部後面や外側に静脈瘤がない場合、同部位を検索する必要はほとんどない。また、穿通枝の確認は、下肢静脈瘤軽症例においてはその存在意義は少なく、皮膚症状を有する場合や重症例では詳細に観察する必要がある[6]。

　検査の手順は、①原因静脈を同定するために伏在静脈の本幹を走査し、拡大と逆流の有無、範囲を鼠径部から足部まで確認する、②静脈瘤の走行を確認し、静脈瘤がつながる血管（大伏在あるいは小伏在静脈、穿通枝）を同定する、③不全穿通枝の検索と位置を確認する、④血栓症や動静脈瘻などを否定する。特に二次性静脈瘤を否定することは、最も重要である。

1．大伏在静脈（GSV）由来の静脈瘤

　鼠径部で大伏在静脈と大腿静脈合流部を描出する。接合部付近ではGSVの弁が観察される。また、数本の分枝静脈がGSVに合流するのが確認できる。特に浅腹壁静脈の開存性を確認することは、血管内治療を行う際に重要となる（図27）。

　大腿部では、GSV本幹は浅在性筋膜と深在筋膜によって囲まれて走行している。そのため、本幹と屈曲・蛇行した分枝静脈の区別が難しい症例では目印になる。

　膝部、下腿部では、不全穿通枝やGSV、膝下部前方分枝と下腿部後方分枝（い

表2　下肢静脈瘤のエコー検査範囲と手順

・静脈瘤を視診、触診で確認し、検査必須範囲を把握する。 ・伏在静脈のほか、大腿部（大腿静脈と大腿部穿通枝）、膝窩部（膝窩静脈と腓腹静脈合流部）、下腿部（穿通枝など）などを必要に応じて検査する。
①伏在静脈の確認 　静脈径拡大の有無、静脈逆流の検出と範囲
②静脈瘤部の確認 　大伏在静脈、小伏在静脈、穿通枝のいずれと交通しているか
③不全穿通枝の検索と位置 　皮膚症状を有する場合や重症例では詳しく観察する
④血栓の有無 　表在静脈と深部静脈を確認、静脈瘤治療適応外（DVTや動静脈瘻）の診断

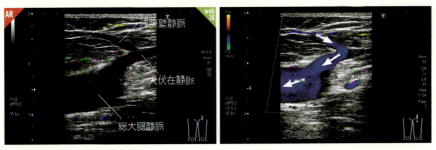

図27 浅腹壁静脈

浅腹壁静脈は、大伏在静脈へ合流する側枝静脈である。血管内治療では、開存性確認が大切である。矢印は血流方向を示す。

わゆる後弓状静脈）の逆流を確認する。またGSV分枝が小伏在静脈に、静脈逆流の末梢端が不全穿通枝に交通する症例では検査範囲が広くなる[11]。これらの範囲の走行や分枝の合流状態、筋膜との関係などを把握し、逆流の有無や径の計測、血栓の有無を判定する。伏在型静脈瘤では、膝部にて分枝へ逆流するタイプが最も多く認められる[12]。

2. 小伏在静脈（SSV）由来の静脈瘤

SSV由来の静脈瘤は、膝関節部より数cm上方の高さに位置するSPJを確認することが大切である。しかし、SPJ部に原因がなく、SSVの近位側や遠位側に原因を有することも多い。またSSVの合流形式には異型も多く、SPJに合流せず、大腿二頭筋の間と半膜様筋の間を走行し、大腿や臀部の穿通枝に流入するタイプもある。これを大腿伸展（thigh extension）と呼ぶ[6]。合流形式は3つのパターンに分類されている[13]（18頁 表1参照）。

①大腿伸展もしくは伏在静脈間静脈に連絡し、膝窩静脈に合流する。
②大腿伸展または伏在静脈間静脈に連絡し、膝窩静脈とは細い静脈で合流する。
③膝窩静脈とは連絡せず、大腿伸展または伏在静脈間静脈へ走行する。

SSVの径は、GSVに対応させればSPJ、膝窩などの複数ヵ所で測定し、参考とする。

> **ワンポイントアドバイス**
>
> **伏在静脈本幹の拡大、逆流範囲の確認**
>   GSV系、およびSSV系の静脈瘤に多く見られるパターンを示す（図28）。これらのパターンを念頭に検査を進めると理解しやすく検索しやすい。また視診と触診により静脈瘤存在部位を確認することで、瘤化した側枝静脈の同定ができる。静脈の著明な拡張、屈曲蛇行例においても、基本手順を忠実に実施すれば静脈瘤診断は確実になる。
>
>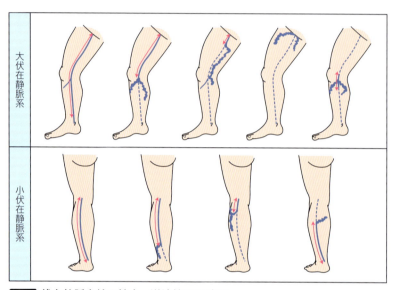
>
> **図28** 伏在静脈本幹の拡大、逆流範囲の確認
> 矢印は伏在静脈本幹の拡大、逆流範囲を示す。

3. 不全穿通枝由来の静脈瘤

　静脈瘤がない部位では、検索する必要はほとんどない。特に下肢後面や外側ではその傾向が高い。穿通枝が存在する場合、カラードプラ法を用いて逆流の有無を判定し、筋膜を貫く部位の穿通枝径を測定する。通常、径だけでは不全かどうかは判断できないため、逆流時間を含め判定する（図29）。

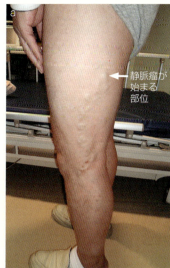
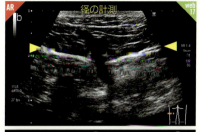
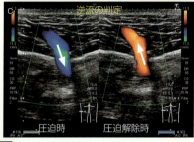
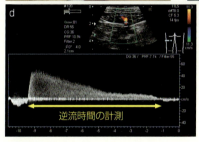

矢頭は筋膜、矢印は血流方向を示す。

a 大腿部外側に静脈瘤が確認された。
b 静脈瘤の始まる部位を確認すると、径 4mm の穿通枝が検出された。
c カラードプラ法では、ミルキングにより逆行する血流シグナルが検出された。
d パルスドプラ法による逆流時間は 8.5 秒、不全穿通枝と判定された。

図29 不全穿通枝由来の静脈瘤

4. 特殊な静脈瘤

　陰部静脈瘤や、先天性で血管の発生異常により生じる静脈瘤が疑われる場合、観察範囲を広げ確認する。特に陰部静脈瘤では足の付け根の観察が重要となる。同部位では、患者の訴えがないと観察しにくい。そのため、患者に気になる部位などを尋ね、話しやすい状況をつくることも大切である。

診断のポイント

　正常の GSV の太さは、通常 3〜7mm 程度、SSV は 2〜4mm 程度である。静脈瘤とは皮膚または皮下の静脈が拡張、屈曲蛇行し、径 3mm 以上のものと定義されている[6]。弁不全の判定は、表在静脈では 0.5 秒、深部（大腿から膝窩）静脈では 1.0 秒を超えるものを、有意逆流と判定する。ただし、それに満たない場合は生理的な逆流とする。また穿通枝は 0.5 秒を超える表在側への血流を有し、3.0〜3.5mm 以上の径を有する場合、不全穿通枝と判定する[6]。

> **ワンポイントアドバイス**

静脈瘤検査のスキルアップ（表3）

静脈瘤検査では前記の観察、評価項目をすべて同時に確認しようとすると混乱が生じ、わからなくなる。特に初級者ではその傾向は高く、一つずつ確認することをお勧めしたい。検査を積み重ね、十分に慣れて余裕ができたら、少しずつ無駄を省き効率よくすることを考えればよい。

表3 静脈瘤検査のスキルアップ：下肢静脈瘤のエコー検査手順 (文献1より引用)

初級者 4step	中級者 2step	上級者 1step
Step 1：伏在静脈本幹を確認する 　静脈径拡大の有無、 　静脈逆流の検出と範囲	Step 1 (Step 1 + Step 4) 伏在静脈本幹を確認する 　静脈径拡大の有無、 　静脈逆流の検出と範囲 血栓の有無 　表在と深部静脈を確認	Step 1 (Step 1～4) すべて同時にみる
Step 2：静脈瘤部を確認する 　大伏在や小伏在、穿通枝の 　いずれと交通しているか		
Step 3：不全穿通枝の検索と位置	Step 2 (Step 2 + Step 3) 静脈瘤部を確認する 　大伏在や小伏在、穿通枝 　のいずれと交通しているか 不全穿通枝の検索と位置	
Step 4：血栓の有無 　表在と深部静脈を確認		

※視診、触診で確認した後、検査者のレベルに合わせて上記手順で実施する。

4 代表的疾患と特徴的エコー所見

一次性静脈瘤

先天的に静脈が脆弱なため、弁不全を生じる静脈瘤で加齢・妊娠・遺伝・生活様式（立仕事が多い）などが関与する。初期病変では、静脈瘤がみられても浮腫や皮膚病変が少なく、進行すると浮腫や皮膚病変をきたすようになる。一次性静脈瘤では、発生部位などによりいくつかのタイプに分かれ、それぞれ治療方法が異なる。また、治療する際、後述する二次性静脈瘤を否定することは重要である。

1. GSV由来の静脈瘤（図30）

大腿内側から下腿内側にかけてみられることが多い。検査に先立って、GSVへ合流する瘤化した側枝静脈の走行を視診や触診にて把握しておくことが大切である。特に下腿部では、本幹の拡大や有意な逆流がない症例が多い。また、穿通

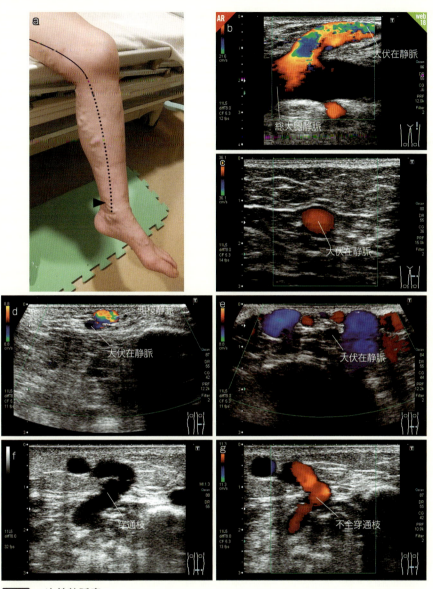

図30 一次性静脈瘤

a 黒線は本幹の走行を、矢頭は不全穿通枝の位置を示す。b 大伏在静脈は、SFJ部から有意な逆流が検出される。c 逆流は、大腿中部でも検出されている。d 下腿部では大伏在静脈の逆流は検出されず、大伏在静脈に合流する側枝静脈が逆流している。e 側枝静脈は拡張し、屈曲蛇行している。f 足部上方の穿通枝は拡張している。g 穿通枝に有意な逆行性血流が検出されている。

枝が拡張し逆行する血流が検出されることも多いが、治療対象となるものは比較的少ない。

2. SSV由来の静脈瘤（図31）

下腿後面、足関節レベルより膝窩の間にみられることが多い。小伏在静脈の本幹は筋膜に挟まれて走行している部位が多く、本幹は屈曲、蛇行をきたしにくい。本幹に合流する側枝静脈が屈曲、蛇行を示すことがあるが、その頻度はGSV由来の静脈瘤に比較し少ない。エコー検査時、SSVの合流形式には異型が多いことを念頭に置いて検索することが大切である。

3. 穿通枝由来の静脈瘤（図32）

穿通枝は表在静脈と深部静脈を結ぶ血管であり、表在静脈の血液を深部静脈へ流している。静脈瘤例では表在静脈の血流量が増すことにより、穿通枝の径は拡大、逆流をきたすようになる。したがって、不全穿通枝が静脈瘤の直接的な原因ではないことが多い。特に下腿の穿通枝では逆流源にならないことが多く、皮膚症状を有する場合や重症例以外の穿通枝は存在意義が少ない[6]（148頁 ひとくちメモ「穿通枝のメカニズム」参照）。

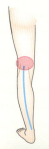
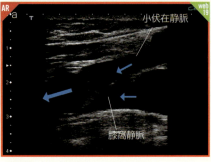
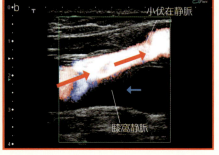

a 縦断面Bモード像でSPJが観察されている。小伏在静脈は拡張している。
b 高分解能カラー像では、ミルキングにより有意な逆行血流が検出され、弁不全と判定される。

図31 小伏在静脈由来の静脈瘤

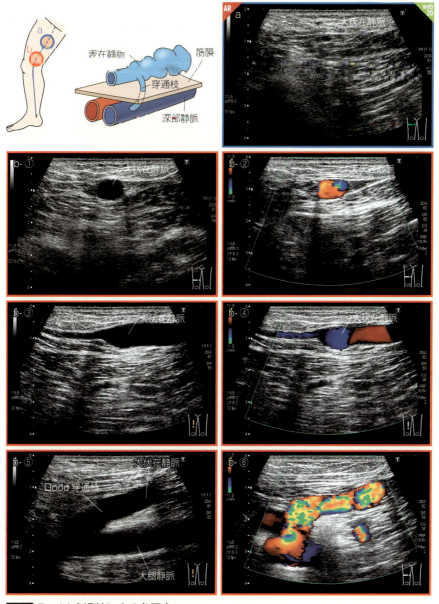

図32 Dodd 穿通枝による弁不全

a　　大腿中部では大伏在静脈本幹の拡張はない。
b-①　大腿下部では大伏在静脈本幹の拡張がみられる。
b-②　カラードプラ法で同部位の逆行血流が検出される。
b-③　縦断面で同部位を確認すると、大伏在静脈本幹は突然拡張している。
b-④　カラードプラ法で拡張している部位の逆行血流が検出される。
b-⑤　逆流の原因を検索するため、探触子を前後に走査すると、深部と表在を結ぶ Dodd 穿通枝の拡張が確認される。
b-⑥　カラードプラ法では、Dodd 穿通枝の逆行血流が検出され、不全穿通枝と判定される。

二次性静脈瘤

　理学所見での一次性静脈瘤との鑑別ポイントは、瘤の性状や下肢の腫脹、緊満痛である（**表4**）。通常、下肢腫脹や色素沈着など皮膚病変が主となり、見た目の静脈瘤は軽度のことが多い。エコー検査では、深部静脈に血栓や弁不全が観察される場合、DVTに伴う二次性静脈瘤を疑う所見である（**図33**）。また、多くは分枝型で伏在静脈に逆流がないことが多いのが特徴である。

表4 一次性静脈瘤と二次性静脈瘤の特徴

	一次性静脈瘤	二次性静脈瘤
発生頻度	多い	少ない
DVTの既往	なし	あり
下肢の腫脹	なし	あり
緊満痛	なし	あり
瘤の性状	明瞭	不明瞭

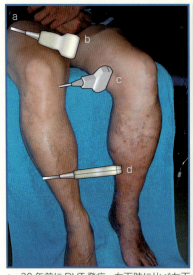
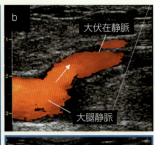
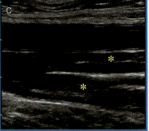
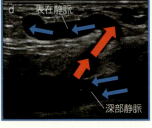

a　20年前にDVT発症。右下肢に比べ左下肢が腫脹し、表在静脈が屈曲蛇行している。
b　大腿静脈から大伏在静脈へ逆行する血流（矢印）が観察される。
c　大腿静脈と大腿深静脈に器質化した索状の血栓が検出される（＊印は血栓を示す）。
d　下腿部末梢側では、後脛骨静脈と交通する穿通枝と後弓状静脈が拡大している。カラードプラ法で穿通枝と後弓状静脈の逆流（矢印）が観察され、中枢側へ血液を還流するための側副血行路の役割を果たしている。

図33 二次性静脈瘤

ワンポイントアドバイス

逆流範囲に基づく分類と読影法のコツ

下肢静脈瘤では伏在静脈の全体に逆流が生じているのではなく、逆流範囲はさまざまである[14]（140頁 図15参照）。通常、伏在静脈瘤ではSFJあるいはSPJで弁逆流を生じている場合が多いが、本幹に逆流がなく、伏在静脈の分枝（副伏在静脈や外陰部静脈など）に限局した逆流を生じることもある。また大伏在静脈では下腿部の分枝（表在前方脛骨静脈や後弓状静脈）が瘤化し、この合流部まで逆流している症例が比較的多い。

逆流範囲検索のコツは、伏在静脈の本幹に静脈瘤が合流する中枢や末梢側を、横断面で丹念に検索することである。通常、静脈瘤が合流した本幹の末梢側が急に細くなる場合、逆流の消失が考えられる。このとき注意しなければならないことは、本幹が急に細くなった場合、拡張した分枝静脈を本幹と誤認することである。静脈の描出方法で述べたように、必ず基本となる静脈走行を熟知しておくことが大切である（図34）。

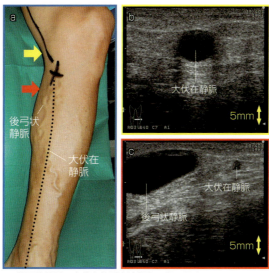

a　後弓状静脈の大伏在静脈合流部を×印で示す。
b　合流部中枢側の大伏在静脈径は8mmあり、著明に拡大している。
c　合流部末梢側の大伏在静脈径は急に細くなり、正常範囲内である。一方、後弓状静脈が著明に拡大し蛇行している。

図34 伏在静脈本幹の逆流

特殊な静脈瘤（陰部静脈瘤・Klippel-Trenaunay syndrome：KTS） 図35

　静脈瘤の存在位置が通常の伏在型静脈瘤とは異なり、陰部の静脈や外側辺縁静脈が主となるので、同部位に静脈瘤が生じる。

　陰部静脈瘤では内腸骨静脈系から発生し、外陰部から内股に静脈瘤が生じる。その多くは前面側に向かうタイプと後面側に向かうタイプの二つに分かれる。検査する際、後面側に向かうタイプは見落としやすく、留意したい。通常、前面側に向かうタイプはGSVに合流することが多い[15]。

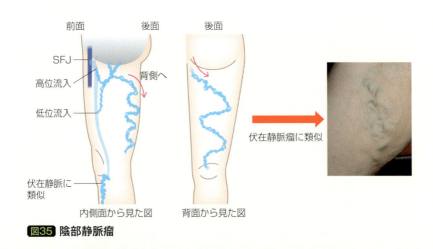

図35 陰部静脈瘤

ワンポイントアドバイス

クリッペル・トレノネー症候群（Klippel-Trenaunay syndrome：KTS）のチェックポイントは何か？

　KTSは先天性静脈瘤、母斑、患肢の肥大を三主徴とする先天性静脈形成異常で、これに動静脈瘻を伴う場合、Klippel-Weber症候群と呼ばれる。

　検査に先立って、下肢全体を観察することが大切である。静脈瘤が、内側ではなく外側の大腿部から下腿部に見られ、母斑性皮膚病変や脚の長さの左右差がある場合、本疾患の可能性が高い。

　エコー検査では、通常の検査と同様、伏在静脈の逆流の有無を最初に確認する。ただし、通常の静脈瘤とは異なり、静脈の逆流がないか、非常に弱いのが特徴である。これは弁不全が原因ではなく、一種の血管腫が発生原因となっているためである。次に深部静脈欠損の有無や遺残血管である外側辺縁静脈を確認する。病態には外側穿通枝も関与することがある。また、動静脈瘻の有無を確認し、Weber病の因子があるか否か確認する。

血栓性静脈炎

非感染性、局在性の静脈の炎症で、内腔は血栓により閉塞する。表在静脈に多く生じ、罹患部位に一致して疼痛や発赤、腫脹が認められ索状物として触知される。ただし、炎症が治まると疼痛や発赤は消失し、索状物が触知されるだけのことも多い（図36）。

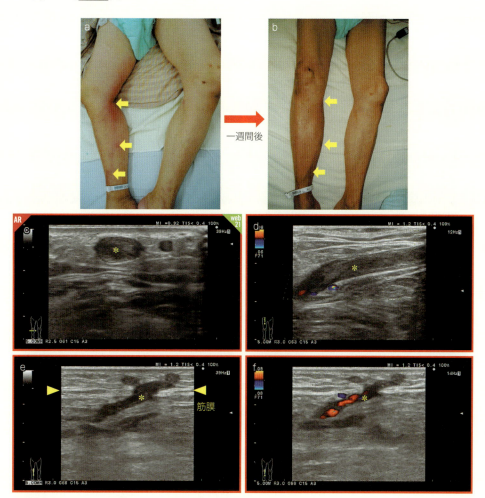

図36 表在性血栓性静脈炎（superficial thrombophlebitis）

a 大腿下部から下腿下部内側の大伏在静脈の走行に合わせた発赤、腫脹、疼痛が認められる。触診では硬い索状物が触知された。
b １週間後、腫脹、疼痛は改善し、発赤は暗赤色に変化し硬い索状物は残存していた。
c 疼痛部位を横断面断層法で観察。大伏在静脈は拡張し、圧迫法で非圧縮性所見が得られ、血栓性静脈炎と判定される（＊印は血栓を示す）。
d 縦断面カラードプラ像では、血栓中枢端付近は完全に閉塞している。
e 下腿部では穿通枝が拡張し、血栓が深部静脈側へ進展している。
f カラードプラ法では血流シグナルが検出され、閉塞は否定的である。

超音波検査では、発赤や疼痛、索状物として触知される部位に直接アプローチすると、表在静脈にエコー輝度の低い血栓像を認める。探触子による圧迫では完全には圧縮されず、カラードプラ法では静脈内に血流シグナルが検出されないことが多い。血栓の存在範囲を確認する際、深部静脈への進展の有無を確認する。特に穿通枝を介して進展する症例では、見落としやすく留意したい（図36）。また、病期によっては高度な壁肥厚像として観察されることもあり、観察する際は留意したい（図37）。

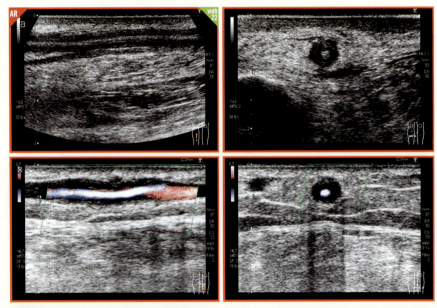

図37 静脈瘤患者における炎症性変化
a　Bモード像では、大伏在静脈が全周性に高度な壁肥厚を示している。内腔には高度なうっ滞像が観察される。
b　高分解能カラー表示では、血流シグナルが検出され、完全閉塞は否定される。

ひとくちメモ

表在静脈と深部静脈の血栓症
　下肢静脈血は、8割以上が深部静脈系を経て、残りの約2割が表在静脈系を経て還流される。表在静脈が閉塞しても、深部静脈が正常であれば、深部静脈により代償され静脈還流障害を生じにくいが、深部静脈の閉塞は静脈還流障害を生じ、臨床症状が著明である。また表在静脈の血栓は遊離する可能性は低いが、深部静脈に血栓が進展する場合は、肺塞栓の危険性が高くなる。

ひとくちメモ

カテーテルに付着する血栓（図38）

　カテーテル挿入により血管内皮の損傷や血流停滞をきたし、静脈血栓症が生じる。当院の検討では、血液透析療法に利用されるダブルルーメンカテーテル（double-lumen catheter：DLC）における血栓発生率は留置日数に比例し、平均 8.9 ± 1.6 日で血栓が形成されていた。また、長期留置やカテーテル径の太いものほど形成される傾向は高く、その診断にはカテーテル挿入前後の D-dimer の比較やエコー検査が有用であった。

　血栓の形成部位はカテーテルの周囲に多いが、穿刺部位に限局する症例もある。また、血栓は中枢側へ進展する傾向が高く、ときには完全閉塞する症例もみられる。血栓の付着面積が小さい血栓や可動性が強い血栓、容量の大きな血栓は注意すべきである。

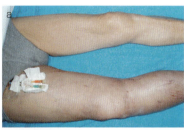

a 大腿静脈に、血液透析療法に使用されるダブルルーメンカテーテル（double-lumen catheter：DLC）が留置されている。
b DLC 前面に等輝度、均一な血栓が付着している。
c 周囲に血流シグナルが検出されるため、閉塞は否定される（＊印は血栓を示す）。

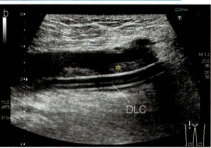 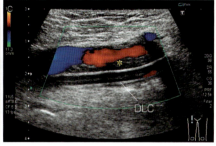

図38 カテーテルに付着する血栓

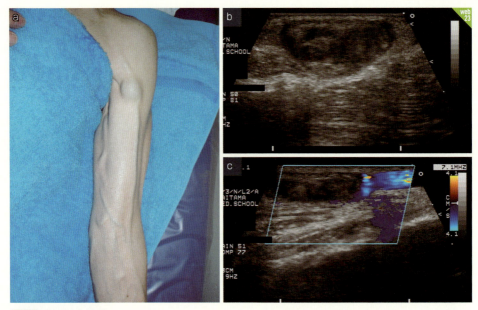

図39 静脈性血管瘤
a 左上肢、橈側皮静脈に限局した瘤状病変が確認される。同部位以外には静脈の拡張や蛇行はみられない。
b Bモード長軸像では、瘤状に拡張した静脈内に血栓が広範囲に確認される。
c カラードプラ法では、瘤内部に血流シグナルが検出され完全な閉塞は否定される。

静脈性血管瘤（venous aneurysm）（図39）

　特定の好発部位はなく、全身の静脈に単発性に発生する孤立性拡張性病変であり、比較的稀な疾患である。弁不全に起因し、下肢の伏在静脈に多く発生する静脈瘤とは異なり、静脈の蛇行を伴わず、孤立性で紡錘状、あるいは囊状の拡張を呈する。基本的に病変部以外の静脈壁の形態は正常であり、原因は不明である。瘤内に血流がある場合、流入、流出静脈との連続性を確認することができるため診断は容易である。しかし、瘤全体が血栓化し、血流がない場合は軟部組織腫瘍との鑑別が難しいこともある[16]。表在静脈に発生した場合、無症状で経過することが多く、PEの塞栓源となることは稀である。しかし深部静脈、特に膝窩静脈に発生した場合、瘤内部血栓から致命的なPEをきたすことがあり注意が必要である。そのため膝窩静脈に囊状瘤、あるいは2cm以上の紡錘状瘤をきたした場合、切除・再建術の適応となる[15]。

5 知っておきたい治療法と評価法

　下肢静脈瘤の治療法は古くから圧迫療法や硬化療法、結紮術、ストリッピング術などが一般的に行われている（表5）。これらの治療法は下肢静脈瘤の種類や重症度によって選択され、それぞれを組み合わせる場合も多い[1, 3]。また、最近では低侵襲な治療法として血管内レーザー焼灼術（EVLA）や高周波焼灼術（RFSA）が保険認可され、急速に普及した[6]。これは血管内に挿入したファイバーからエネルギーを照射して、病的な血管を焼灼・閉塞する治療法である。低侵襲で術後の回復が早く、下肢静脈瘤の新しい治療法として広く実施されている[1]。これらの血管内治療においては術前・術中の検査だけでなく、術後の効果判定などに超音波検査は必須である[6]。

表5 下肢静脈瘤の肉眼的分類と治療法

タイプ	発生部位	治療法
伏在静脈瘤	大、小伏在静脈	ストリッピング術、血管内レーザー焼灼術、高位結紮術＋硬化療法
側枝静脈瘤	伏在静脈の太い枝	高位結紮術＋硬化療法、ストリッピング術
網目状静脈瘤	直径2〜3mmの小静脈	硬化療法
クモの巣状静脈瘤	直径1mm以下の細静脈	硬化療法、レーザー治療

ストリッピング術

　大伏在静脈を抜去することにより逆流源を消失させる基本的治療法で、さまざまな症例に対応可能である。この治療法は静脈全長を抜去するストリッピング術（下腿遠位で神経障害をきたす危険性があり、現在あまり実施されていない）と、一部を抜去する選択的ストリッピング術（神経障害をきたさぬように、膝下の第1分枝付近までを抜去する方法）、静脈を内翻して抜去する内翻ストリッピング術（血管周囲の組織の損傷を最小限に抑えられる方法）に分けられる。いずれも再発率の低い確実な治療法であるが、他の治療法に比し侵襲性は高く、血管内治療の普及とともに減少している。

> **ワンポイントアドバイス**
>
> **マーキングペンを長持ちさせる方法**
> 　マーキングに使用するペンにエコーゼリーが付着するとすぐに書けなくなる。少しでもペンを長持ちさせるには、直接マーキングしないことである。検査時、目的のポイントに芯を出していないボールペン先を押し付け、ゼリーをよく拭き取った後、マーキングするのが効果的である。もしもボールペンがない場合は、マーキングペンのキャップを押し付けるか、爪で痕をつけることも有効である。マーキング後、念のため再度、エコーで確認しておきたい。

1．術前評価

　原因静脈の同定や静脈瘤の走行確認、不全穿通枝の検索、血栓症の否定などの静脈瘤検査の詳細は、静脈瘤検査（136〜149頁 観察・評価方法）を参照。

　ストリッピング術では伏在静脈を抜去するだけでなく、術後の再発に大きく関与する不全穿通枝も結紮することが多い。術前エコーでは、この結紮術の対象となる不全穿通枝の位置を正確にマーキングすることが重要であり、手術時間の短縮、手術侵襲の軽減につながる。このマーキングを短時間で実施するには、血管が拡張する立位や座位が有用である。しかし手術体位や肢位によっては実際の位置がずれることもある。検査の最後に手術時の体位や肢位で再度確認したい。

　当院では、①SFJ、②GSVの逆流部位、あるいは末梢部位、③不全穿通枝の筋膜穿通部位、④静脈瘤が伏在静脈に合流する部位などをマーキングしている[1, 3]（図40）。これらのマーキング部位は、各施設で決めておくことが大切である。

2．術後評価

　特に合併症などが起こらなければ、術後の超音波検査は基本的には不要である。

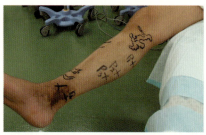

・大伏在静脈と大腿静脈の合流部（小伏在静脈由来の静脈瘤例）
・大伏在静脈の遠位側
・小伏在静脈の筋膜穿通部位※（小伏在静脈由来の静脈瘤例）
・不全穿通枝の筋膜穿通部位※
・伏在静脈から静脈瘤へ連続する分枝が出ている部位
※合流部ではなく筋膜穿通部位にマークする。

図40 下肢静脈瘤における術前マーキング

血管内焼灼術

血管内レーザー焼灼術（endovenous laser ablation：EVLA）と高周波焼灼術（radiofrequency segmental ablation：RFSA）が、低侵襲な治療法として急速に普及している。これらは伏在型の静脈瘤に対して実施され、専用のカテーテルを挿入し、静脈の中から熱を加えて静脈を閉塞させる治療法である。ストリッピング術とは異なり、静脈を抜去せずに閉塞させることで、伏在静脈はやがて線維化し消退する。

1. 術前評価

伏在静脈に弁不全を有する一次性下肢静脈瘤が治療対象となる。『下肢静脈瘤に対する血管内治療のガイドライン』[7]では、下肢静脈エコー検査における大伏在あるいは小伏在、副伏在静脈の弁不全の定義を、立位あるいは座位でミルキングまたはバルサルバ負荷後、0.5秒を超える有意逆流を認めた場合とし、さらに表6　図41に示す条件を満たすものがこの治療の適応と除外基準となる。超音波検査ではこれらの情報を得ることが治療法選択に際し重要である。

なお、血管内焼灼術を行うべきでない症例（不適切症例）として、①正常静脈（弁不全を認めない伏在静脈）、②弁不全を認めない静脈径拡張例、③部分的な伏在静脈の弁不全、④うっ滞症状がない一次性下肢静脈瘤、⑤将来の静脈瘤悪化や

表6　下肢静脈瘤に対する血管内治療の適応基準（文献7より改変）

適応	不適応
・深部静脈が開存している ・SFJ、あるいはSPJより5〜10cm遠位側の伏在静脈の平均的な径が4mm以上あること。また、平均的な径が10mm以下を推奨する ・下肢静脈瘤による症状（易疲労感、疼痛、浮腫、こむら返りなど）があるか、うっ滞性皮膚炎を伴っている ・伏在静脈に弁不全があっても、terminal valveが正常でSFJに弁不全が認められない場合は、血管内治療の適応とはしない。ただし、Doddの穿通枝が逆流源となっている場合は除く	・CEAP分類のclinical class C1（クモの巣状、網目状静脈瘤） ・DVTを有する、あるいは既往のある患者 ・動脈性血行障害を有する患者 ・歩行の困難な患者 ・多臓器障害あるいはDIC状態の患者 ・経口避妊薬あるいはホルモン剤を服用している患者 ・重篤な心疾患のある患者 ・ショックあるいは前ショック状態にある患者 ・妊婦または妊娠の疑われる患者 ・ステロイド療法中の患者 ・ベーチェット病の患者 ・骨粗鬆症治療薬（ラロキシフェン）、多発性骨髄腫治療薬（サリドマイド）を服用している患者 ・血栓性素因（プロテインC欠損症、プロテインS欠損症、アンチトロンビンⅢ欠損症、抗リン脂質抗体症候群など）を有する患者

肺血栓塞栓症予防目的などが、日本静脈学会から勧告されている。

1）深部静脈開存性と弁不全の確認

　深部静脈が開存していることが適応の条件である。また、大腿静脈や膝窩静脈に弁不全を有するとき、DVTの既往を疑う所見である。静脈瘤が還流路になっている場合、治療の適応外となる。

2）血管径

　SFJ、あるいはSPJより5〜10cm遠位側の伏在静脈径を数ヵ所計測し、平均径を算出する（図42）。もしくは、伏在静脈の走行を短軸で確認し、平均的な径の部位を計測する。適応基準は平均径4〜10mmである[7]。

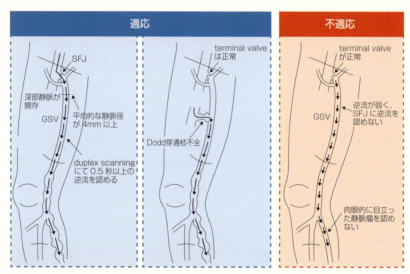

図41 下肢静脈エコーによる下肢静脈瘤に対する血管内治療の適応基準 （文献7より改変）

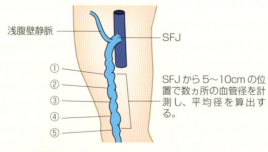

図42 径の計測

SFJより5〜10cm遠位側の、伏在静脈の平均的な径が4mm以上あること。

3) 瘤状血管の確認と計測

瘤化している場合、SFJ あるいは SPJ との距離を有しているか、近接しているかを確認する。SFJ と距離を有している場合、紡錘状瘤では径 25mm 以下、嚢状瘤では径 20mm 以下、近接している場合、紡錘状瘤では径 15mm 以下、嚢状瘤では径 5mm 以下を治療可能とする[5]（図43）。

4) 蛇行の有無

GSV や SSV 本幹の走行に蛇行が強い場合、カテーテルの通過が困難となるため、蛇行の状態を確認する。

5) 伏在静脈の位置と血管深度

伏在静脈と皮膚との距離が近い場合、皮膚熱傷をきたす危険性がある。伏在静脈が筋膜よりも浅い皮膚直下を走行する場合には位置を確認し、所見として記載したい。

6) 浅腹壁静脈の確認

GSV 治療の際、浅腹壁静脈の開存性の確認が重要である。開存が確認できる症例では、その直下から治療が開始される。浅腹壁静脈が同定できない場合、レーザー治療は SFJ から 10～20mm 末梢側から行われる。

2. 術後評価

術後 72 時間（3 日）以内に超音波検査で焼灼部位の閉塞状況、血流の有無と深部静脈への血栓進展（EHIT）[17, 18] の有無を確認する。その後は 1～3 ヵ月後に治療効果判定のため超音波検査を行う。その際、焼灼した静脈の退縮を正確に経過観察するには血管径の計測が有用である。焼灼した静脈が消失、あるいは静脈

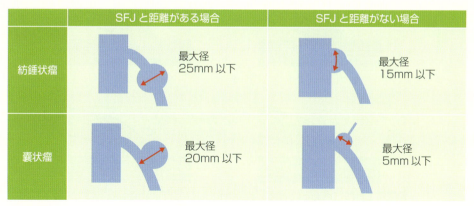

図43 大伏在静脈瘤形成時におけるレーザー治療適応項目（文献 5 より改変）
レーザー治療に必要な、SFJ 付近の瘤化観察。

径が 2～3mm 以下になった時点で治療成功とされる[7]。遠隔期は再発を疑った際に随時検査を施行する。また、遠隔成績を評価するためには年単位の期間をおいて評価すべきである[6]。

ひとくちメモ

浅腹壁静脈の確認（151 頁 図27）

浅腹壁静脈は、大伏在静脈が大腿静脈に合流する直前に合流する大伏在静脈系の側枝静脈である。EVLA では、この静脈の開存性確認が重要である。その理由は、浅腹壁静脈からの血流により血栓が大腿静脈へ進展することを防ぐことができるからである。すなわち EHIT の予防につながる。術前後、浅腹壁静脈の開存性の確認が重要であり、特に術前には SFJ からの距離を測定している施設もある。

ひとくちメモ

血栓進展（EHIT）

深部静脈接合部（SFJ または SPJ）の焼灼部位より中枢の大腿静脈に血栓が進展することがある。これを EHIT と呼んでいる。発生頻度は 15～20％ と少なくないが、VTE に発展することは少ないと言われている。血栓の進展範囲により、Class1：血栓が GSV あるいは SSV 内にとどまるもの、Class2：血栓が深部静脈内に突出するが静脈径の 50％ を超えないもの、Class3：50％ 以上進展したもの、Class4：血栓が深部静脈をほぼ閉塞しているものに分けられ、治療法が異なる。一般に、Class1、2 は無治療で経過観察、Class3 はワルファリンによる抗凝固療法、Class4 は血栓除去術が実施される（図44）[17～19]。

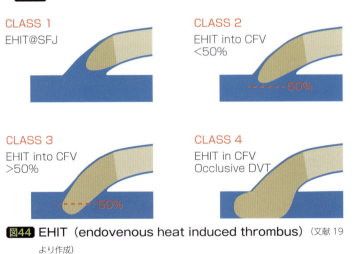

図44 EHIT（endovenous heat induced thrombus）（文献 19 より作成）

> ## ピットフォール
>
> ### EHIT の計測方法
> 　血栓が深部静脈内に突出する場合、さらに中枢進展する危険性がある。すなわち血栓の定期的な経過観察が必須であり、再現性の高い正確な計測が求められる。特に Class2 や Class3 の症例では、深部静脈にどれくらい突出しているかを正確に経過観察したい。計測時には斜め切りに留意し、施設内で統一した計測を心がけたい（図45）。
>
>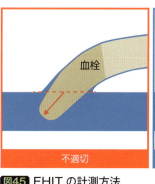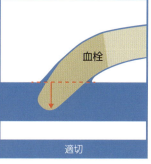
>
> 図45　EHIT の計測方法

硬化療法

　下肢の静脈瘤に硬化剤（ポリドカノール）を直接注入し、圧迫する治療法である。これは硬化剤により血管内皮が障害され、静脈が閉塞することで線維化、退縮させる方法で、現在では硬化剤を空気と混合させて使用するフォーム硬化療法が主流である。比較的軽症の静脈瘤や側枝静脈瘤、再発した静脈瘤に行われ、時には網目状静脈瘤やクモの巣状静脈瘤に実施されることもある。

　術後のエコー検査では治療した静脈の硬化の有無と径、範囲を観察する。術後合併症として血栓性静脈炎や深部静脈血栓症などに留意したい。また、伏在静脈の弁不全の有無も評価する。

静脈瘤切除術

　伏在静脈本幹の枝が拡張し屈曲蛇行が著しい場合、前記のストリッピング術や血管内焼灼術に併用して実施される。この治療法は、2〜3mm程度の傷から先の尖った専用の器具を穿刺し、静脈瘤を直接取り出すスタブ・アバルジョン（stab avulsion）法が行われている。

　術前後の評価では、治療箇所とその周囲に限定した検査を行う。伏在静脈の弁不全の有無も評価する。

〈引用・参考文献〉
1) 山本哲也．"下肢静脈エコー"．めざせ！血管エコー職人．東京，中外医学社，2013，150-92．
2) 山本哲也．"下肢静脈"．血管エコー．東京，ベクトル・コア，2014，140-75．（コンパクト超音波αシリーズ）．
3) 山本哲也ほか．"下肢静脈瘤の超音波検査法"．下肢静脈疾患と超音波検査の進め方．Medical Technology 別冊．東京，医歯薬出版，2007，81-95．（超音波エキスパート6）．
4) Goldman, MP. et al. "Anatomy and histology of the venous system of the leg". Sclerotherapy : treatment of varicose and telangiectatic leg veins. 4th ed. Mosby, 2006, 311-6.
5) 広川雅之．下肢静脈瘤血管内レーザー治療．東京，日本医事新報社，2011，199p．
6) 松尾汎ほか．超音波による深部静脈血栓症・下肢静脈瘤の標準的評価法．日本超音波医学会．2017．http://www.jsum.or.jp/committee/diagnostic/pdf/deep_vein_thrombosis.pdf（2018年3月閲覧）
7) 日本静脈学会．下肢静脈瘤に対する血管内治療のガイドライン（2009-2010年小委員会報告）．静脈学．21，2010，289-309．
8) van Bemmelen, PS. et al. Quantitative segmental evaluation of venous valvular reflux with duplex ultrasound scanning. J Vasc Surg. 10 (4), 1989, 425-31.
9) Vasdekis, SN. et al. Quantification of venous reflux by means of duplex scanning. J Vasc Surg. 10 (6), 1989, 670-7.
10) Rodriguez, AA. et al. Duplex-derived valve closure times fail to correlate with reflux flow volumes in patients with chronic venous insufficiency. J Vasc Surg. 23 (4), 1996, 606-10.
11) Labropoulos, N. et al. Development of reflux in the perforator veins in limbs with primary venous disease. J Vasc Surg. 43 (3), 2006, 558-62.
12) 小谷野憲一．下肢一次性静脈瘤の手術　超音波検査に基づいたストリッピング手術の実際．静脈学．10，1999，369-78．
13) Cavezzi, A. et al. Duplex ultrasound investigation of the veins in chronic venous disease of the lower limbs : UIP consensus document. Part Ⅱ. Anatomy. Eur J Vasc Endovasc Surg. 31 (3), 2006, 288-99.
14) Koyano, K. et al. Selective stripping operation based on Doppler ultrasonic findings for primary varicose veins of the lower extremities. Surgery. 103 (6), 1988, 615-9.
15) 広川雅之．これでわかった下肢静脈瘤診療．東京，日本医事新報社，2009，176p．（jmed 05）．
16) 松村誠．その他の静脈疾患：頸静脈、上肢静脈、皮静脈炎．臨床検査．51 (3), 2007, 305-12.
17) Kabnick, L. et al. "Endothermal heat induced thrombosis after endovenous ablation of the great saphenous vein : clinical relevance?" Best practice in venous procedures. Wittens, C., ed. Tulin, Minerva Medica, 2010, 111-6.
18) 佐戸川弘之ほか．EHIT．Angiology Frontier．14 (1), 2015, 1-5．
19) Frasier, K. et al. Minimally invasive vein therapy and treatment options for endovenous heat-induced thrombus. J Vasc Nurs. 26 (2), 2008, 53-7.
20) 平井正文ほか．臨床静脈学．阪口周吉編．東京，中山書店，1993，222p．
21) 山本哲也ほか．表在静脈エコーの撮り方と報告書の記入．心エコー．6，2005，920-34．

3 類似エコー像の攻略法

　下肢静脈エコー検査時、血栓以外によく認められる所見としてベーカー嚢胞（Baker's cyst）や血腫、リンパ節腫大、血管奇形などがある。時には静脈疾患と類似して観察されることがあり、留意したい。これらの静脈疾患との鑑別ポイントを知っておこう。

1 もやもやエコー（図1）

　静脈の一部に血液が異常に集まり停滞した状態で、血栓像と類似して観察される。特に座位で検査した場合、下腿部に多く見られる。血液のうっ滞像の場合、探触子で軽く微細な振動を加えると内部エコーの流動性が確認される。一方血栓の場合、流動性は検出されない。また、うっ滞像のエコー性状は均質で微細な点状エコーは均一に観察されるが、血栓像はうっ滞像よりエコー性状がやや不均質、微細な点状エコーがやや不均一に観察されることが多い（図2）。なお血液のうっ滞を解除するには、体位や肢位変換、足部の前後運動が有効である[1]。

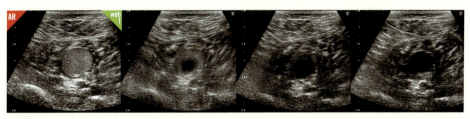

図1　もやもやエコー
ひらめ静脈が拡張しうっ滞している。一見、血栓で充満している急性期血栓像にみえる。このような症例では、探触子で急激に圧迫することは念のため避けたい。うっ滞を解除するための体位や肢位変換、あるいは静脈に微細な振動を加えて（軽い圧迫と解除を繰り返して）流動エコーを確認する。徐々にもやもやエコーが消失する場合、血栓は完全に否定され、うっ滞像と判定できる。

ワンポイントアドバイス

"もやもやエコー" 報告する？ しない？

　近年の超音波診断装置は高分解能で高断層、高フレームレートの断層画像が描出される。そのため静脈エコーでは、"もやもやエコー"が検出される症例は多い。心臓や大動脈で"もやもやエコー"が観察される場合は、うっ滞を意味し、血栓を生じやすい状態とされ注意を要する。一方、静脈エコーではうっ滞所見がない場合でも、超音波透過性のよい症例では流動エコー（可動性を有する微細な点状エコー）として観察される。すなわち静脈エコーでは必ずしも血栓が生じやすい状態ではない。血栓と誤認しやすい所見として理解しておきたい。

　この"もやもやエコー"を報告書に記載するか否かは各施設の方針にゆだねる。当院では、報告が患者の利益になるか否かを考え、患者の立場に立って記載することにしている。例えば、安静状態が長く続く術前や長期臥床患者で、静脈径が著明に拡張し"もやもやエコー"がみられる症例では、血栓をきたす危険性が高くなることを考え報告し、明らかにリスクが低い症例では報告せずに画像を保存するだけにしている。

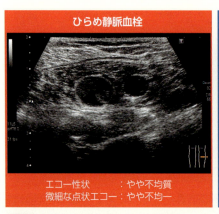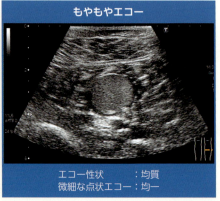

図2 血栓ともやもやエコーの区別

2 ベーカー嚢胞（Baker's cyst）（図3）

　通常、膝窩部付近に無エコーから低エコー輝度の腫瘤像として観察され、血管病変との鑑別は容易である。しかし、嚢胞が破裂すると腓腹部の腫脹・発赤・圧痛をきたし、下腿腓腹部内側のエコー像が、ひらめ静脈血栓に類似することがある。鑑別ポイントは、静脈血栓では筋肉内に観察されるのに対し、ベーカー嚢胞の破裂では筋肉間にみられ血管と連続性がないこと、腫瘤像が膝窩部の関節腔に

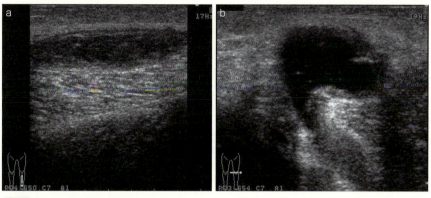

図3 ベーカー嚢胞（Baker's cyst）
a 腓腹部内側に低輝度の腫瘤状エコーが観察される。b 血管と連続性はなく、膝窩部では関節腔に連続する無エコー領域が認められる。関節液貯留と考えられる。

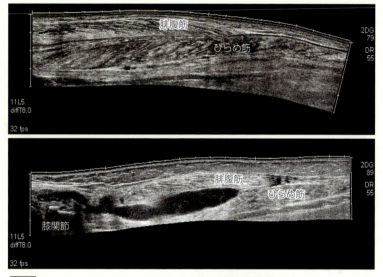

図4 panoramic view によるベーカー嚢胞の観察
腓腹筋とひらめ筋の間に見られ、膝関節部に連続している。

連続していることなどである[1]（図4）。

　ベーカー嚢胞は、病理学的には大腿顆（膝関節部）の後内側に位置する腓腹筋と、半膜様筋間の滑膜嚢胞である。滑液包の炎症などにより滑液が異常に貯留した状態であり、関節リウマチや変形性膝関節症などの関節疾患に多くみられる。無症状の場合や、膝窩部の腫れ、違和感を訴えることもある。また、ときに血栓性静脈炎様の症状を呈し、DVT を引き起こすこともある。無症状の場合、そのまま放置されるが、症状を有するときは治療の対象になる。

> **職人技伝授**
>
> **簡単にわかるベーカー嚢胞**
> 　ベーカー嚢胞の破裂と静脈血栓症では発生要因が大きく異なり、問診だけで区別できることを知っておきたい。
> 　通常、ベーカー嚢胞の破裂は何かをした（階段を上る、膝関節を曲げる、膝関節をマッサージするなど）後、急激に発症する。一方、静脈血栓症では何もせず、長時間同一姿勢をしていることから血栓が生じる。また、ベーカー嚢胞ではリウマチの既往歴や膝関節の痛みを経験していることが多い。下腿腓腹部が急激に腫脹し、疼痛を伴っている場合は参考にしていただきたい。

3　筋肉内血腫（図5）

　外傷や過度な運動による筋肉の断裂によって、筋肉内や、筋膜と筋肉の間に血腫が生じた状態。血腫形成部位では腫脹、疼痛が生じる。この血腫は静脈内の血栓と同様、時期によって低エコー輝度（急性期）から高エコー輝度（慢性期）に変化する。

　血栓との鑑別ポイントは、血管との連続性を確認することである。中枢側の静脈

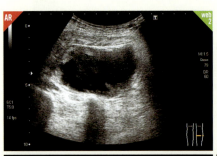

ひらめ筋内部に巨大な腫瘤状エコーが観察される。内部は低エコー輝度、均一像。カラードプラ法では血流シグナルは検出されず、血腫化している。

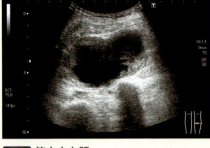

図5　筋肉内血腫

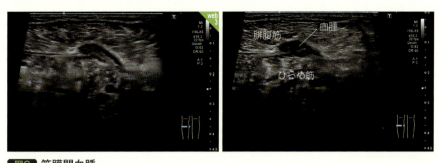

図6 筋膜間血腫
筋膜と筋膜の間に見られる血腫で、血栓との区別は容易である。

と交通が確認されれば血栓を疑い、血管との連続性がなく孤立して観察されれば筋肉内血腫を疑う。また、筋膜間に見られる筋膜間血腫、腓腹筋内側頭とひらめ筋の間に索状構造として見られる足底筋とも区別したい（図6）。

4 脂肪腫（lipoma）（図7）

　腫瘤状病変として皮下組織や筋肉内、筋肉間に脂肪腫が見られることがあり、しばしば血管病変に類似することがある。鑑別のポイントは血管との連続性を確認することである。血管病変では血管と交通しているが、脂肪腫では限局して観察されるという特徴がある。すなわち横断面走査において、血管とは無関係に突然描出され、突然消失することを確認する。

　脂肪腫は脂肪組織からなる良性の腫瘍で、40〜50歳代に多く、また女性や肥満者に多いと言われている。この脂肪腫には皮下組織に見られる浅在性脂肪腫と筋膜下や筋肉内、筋肉間に見られる深在性脂肪腫がある。大部分の症例は単発性にみられるが、体質的に脂肪腫ができやすい症例では体中に複数見られることもある。一般に、背部や肩、頸部などに多く、次いで上腕や臀部、大腿などに多く、顔面や下腿、足部は比較的稀とされる。

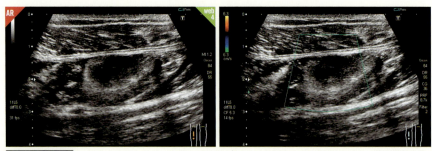

筋肉の内部にあり、血管と連続性がない。走査すると突然描出され、突然消失する。

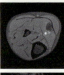

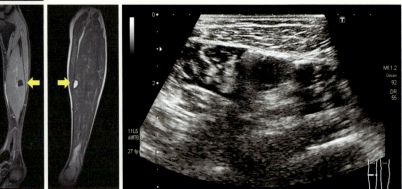

図7 脂肪腫

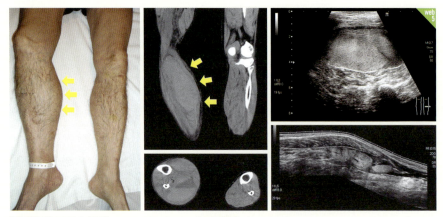

図8 筋区画症候群：コンパートメント症候群（compartmental syndrome）

5 筋区画症候群／コンパートメント症候群（compartmental syndrome）（図8）

　筋膜・骨・骨間膜などで囲まれた限られたスペース（筋膜腔）内で内圧が上昇して起こり、内部の組織（筋肉・神経）の循環・機能障害をきたす疾患。原因は筋膜性区画内のボリューム（量）の減少、出血、阻血などの血行障害による内圧上昇（35～40mmHg以上の上昇）、外部からの圧迫である。症状は5P徴候として知られる。耐え難い痛み、運動麻痺、知覚異常、脈拍の消失ないし弱化、皮膚の緊満などである。下肢の再灌流に伴い毛細血管透過性が亢進し、局所浮腫とコンパートメント内の圧上昇を起こす。これが局所の小静脈閉塞、神経機能障害、そして最終的には毛細血管と細動脈の閉塞、および筋肉と神経の梗塞を引き起こす。臨床症状は身体的徴候とは不釣り合いな痛み、知覚障害および浮腫である。

6 リンパ節の腫脹（図9）

　リンパ節の腫脹例では、血管病変と紛らわしいことがある。リンパ節は鼠径部周囲に多く、動脈の前面に認められる。そのため、腫脹したリンパ節では仮性動脈瘤様に拍動性の腫瘤として触知される。エコー検査では、リンパ節腫脹は中心部がやや高輝度で周囲が低輝度エコーを呈し、楕円から球状の構造物として観察されることで鑑別できる。

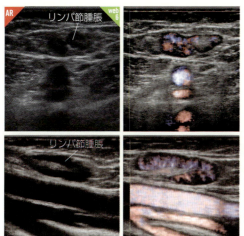

図9 リンパ節腫脹
大腿動脈前方に、腫瘤状のエコー像が観察される。一見、表在静脈病変が疑われる。この腫瘤は内部がやや高輝度、周囲が低輝度エコーを呈し、楕円から球状の構造物として観察されることから腫脹したリンパ節と判定できる。しばしば血流シグナルが検出されることもある。

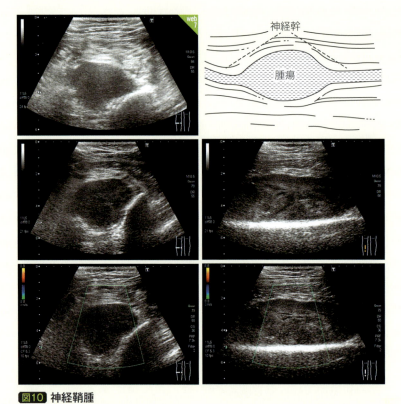

図10 神経鞘腫
超音波検査では、腫瘍の境界は明瞭に描出され、内部は低エコー輝度が多く、高エコーが混在するように描出されることもある。また、前後の神経幹と腫瘍に連続性があるように描出される特徴があり、検査時のポイントとして知っておきたい。

7 神経鞘腫（図10）

　末梢神経由来の代表的な軟部腫瘍。20～70歳代の成人にみられることが多く、四肢、体幹部、頸部の末梢神経などに好発する。この腫瘍は良性腫瘍であり、瘤が成長する速さはゆっくりなことが多いが、時に早く成長する症例もある。神経に隣接するため痛みを伴うことがあり、その特徴は、瘤を圧したときのみに生じる圧痛、発生した神経の走行に沿って電気が走るような疼痛（Tinel's sign：チネル徴候）を感じる。また、深部に発生した場合、原因不明のしびれや疼痛を訴えることが多い。超音波検査では腫瘍の境界は明瞭に描出され、内部は低エコー輝度が多く、高エコーが混在するように描出されることもある。また、前後の神経幹と腫瘍に連続性があるように描出される特徴があり、検査時のポイントとして知っておきたい。

8 腫瘍塞栓症（図11）

　腎がんなどの腫瘍が進展し、下大静脈を閉塞させ、高度な下半身静脈還流障害が発生することがある。特に肝静脈合流部より中枢側の狭窄や閉塞例では側副血行路の発達が乏しく、その傾向が高い。下肢腫脹をきたしているにもかかわらず、下肢領域に血栓が検出されない症例では観察範囲を広げ、下大静脈からの観察が必要である。

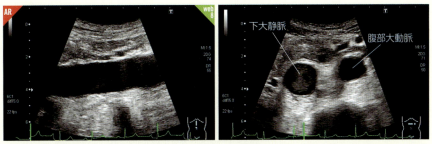

両下肢腫脹の原因検索目的で下肢静脈エコーを実施した症例。両下肢に血栓が検出されないため、下大静脈を確認した。血栓は検出されないが、下大静脈は腹部大動脈より拡張し正円を呈している。いわゆる静脈圧上昇が示唆される。

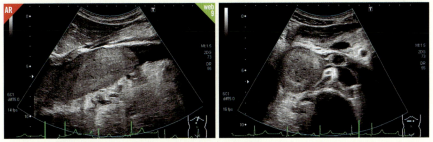

観察範囲を中枢側に広げると、腎静脈より中枢側の下大静脈は腫瘤状エコーで充満し閉塞している。この腫瘤は腎静脈から連続しているため、腎細胞がんの下大静脈進展を疑う所見である。

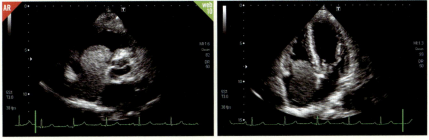

さらに探触子を中枢側へ走査すると、この腫瘤の中枢端は右房へ進展している。
本例は、下肢腫脹における DVT 検索時の下肢静脈エコー検査で、偶然発見された腎細胞がんの下大静脈、右房進展例である。

図11 腎細胞がんの下大静脈進展

9 動静脈瘻（arteriovenous fistula）（図12）

　動脈と静脈が短絡し、毛細血管を経ない異常な交通路が動脈と静脈の間に生じた病態を動静脈瘻という。この動静脈瘻には、先天性に生じる場合と後天性に生じる場合がある。後天性の動静脈瘻では、動脈と静脈が併走する部位において、何らかの原因で損傷を受けることによって発生する。その症状は、瘻孔形成部位によって異なり、下肢では突然の疼痛や腫脹、時には静脈瘤を形成することもある。これらの症状から、下肢静脈疾患を疑い検査した際に、偶然発見される例も少なくない。

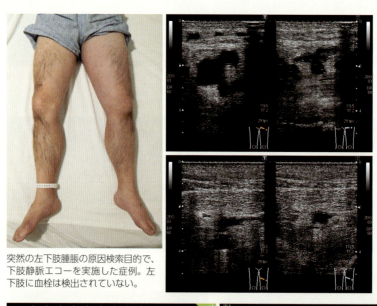

突然の左下肢腫脹の原因検索目的で、下肢静脈エコーを実施した症例。左下肢に血栓は検出されていない。

腹部領域を観察すると、腹部大動脈は拡張し、解離している所見が得られた。左総腸骨静脈は腹部大動脈に圧迫されている。カラードプラ法では、静脈内にモザイク状の血流シグナルが観察されている。

図12 動静脈瘻

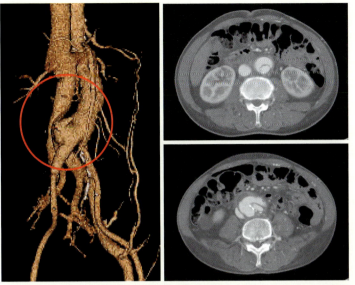

CT所見でも、腹部大動脈は拡張し、解離している所見が得られた。また、この腹部大動脈瘤に左総腸骨静脈が圧排されているのがわかる。

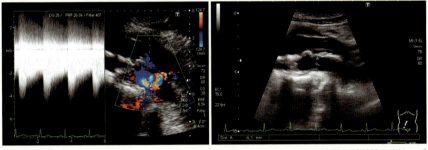

左総腸骨静脈のモザイク血流を連続波ドプラ法で測定すると、PSV4.0m/sを超える連続性の血流シグナルが検出され、動静脈瘻と判定された。瘻孔部径は4mm。腹部大動脈瘤が破裂し、左総腸骨静脈に穿破し動静脈瘻を形成していた。

図12 動静脈瘻（つづき）

ひとくちメモ

穿破と穿孔、穿通とは？

血管エコー検査では、しばしば用いられる用語に穿破や穿孔などがある。一般に、"穿破"は壁を貫いてどこかの腔まで貫くことを指し、"穿孔"は壁を貫いて、その外の空間に漏れ出ることを意味する。また、"穿通"は壁を貫いた先に、空間ではなく組織がある状態を意味する。似たような言葉であるが、状態が異なることを理解し使用したい。

〈引用・参考文献〉
1) 山本哲也ほか．"下肢動脈エコー"．下肢動静脈エコー実践テキスト．東京，南江堂，2008，60-110．
2) 山本哲也．"下肢静脈"．血管エコー．東京，ベクトルコア，2014，140-75．（コンパクト超音波αシリーズ）．

4 自家静脈グラフトの術前評価法

　下肢静脈エコー検査は、冠動脈疾患や下肢動脈疾患に対する術前評価としても応用されている。これらの疾患には自家静脈を用いたバイパス術が施行されることがあり、術前のエコーによる静脈評価が術式決定の際、重要な要素となる。通常の下肢静脈疾患に対する術前評価とは目的や検査内容が異なるが、術後成績を大きく左右させる重要な役割を果たしている。

1　冠動脈バイパス術（CABG）

　CABGでは、バイパスグラフトとして下肢静脈の大伏在静脈や内胸動脈（ITA）、橈骨動脈、胃大網動脈などが利用されている。しかし、症例によってはこれらの血管が使用できないことがある。また、術後早期に閉塞する場合もあり、術前後にこれらを超音波検査で評価することが重要である[1]。

　術前評価のポイントは、鼠径部から足部まで通常の（下肢の内側の表在に近い）位置を走行しているかを確認することである。時には走行異常や静脈瘤を形成していることもある。血管径は座位で2mm以上有していることが理想であり、瘤化していないか、血管壁が肥厚や石灰化していないかなどを確認する。検査する際、探触子で静脈を圧迫しないように走査し、体位を一定にすることに注意したい。また、透析直後は静脈が虚脱し過小評価することもあるので留意したい。

2　下肢動脈血行再建術

　下肢動脈における血行再建術では、人工血管や自家静脈グラフトが利用されている。特に膝窩動脈から末梢へのバイパス術においては、人工血管によるバイパス術治療成績は不良であり、自家静脈グラフトを用いたバイパス術が施行される。自家静脈を用いたバイパス術には、reversed vein graft と in situ vein graft の2つの術式がある。Reversed vein graft では、自家静脈を採取し、静脈の中枢側と末梢側を逆にして動脈へ吻合する。一方、in situ vein graft では、自家静脈を

採取せずに、分枝を結紮して静脈弁をバルブカッターで破壊し、中枢側の動静脈と末梢側の動静脈をそのまま吻合する。この術式は、下腿末梢へのバイパスにおいても口径差なく吻合できる利点がある[2]。

　術前評価ポイントは、前記のCABG術前評価ポイントに加え、in situ vein graftでは分枝血管の位置を確認することである。同部位の検索は、術後、遺残分枝による動静脈瘻発生予防に重要である。また、大伏在静脈の走行をマーキングすることで、静脈採取の際、skin flapを最小にすることが可能となり、創合併症の減少に有効である。

〈引用・参考文献〉
1) 山本哲也ほか．"モニターとしての血管超音波検査"．頸動脈・下肢動静脈超音波検査の進め方と評価法．Medical Technology別冊．東京，医歯薬出版，2004, 101-6．(超音波エキスパート1)．
2) 山本哲也．"下肢動脈"．めざせ！血管エコー職人．東京，中外医学社，2013, 108-48．

第3章

浮腫の攻略法

1 検査前に知っておきたい基礎知識

1 検査の意義

　超音波検査では、皮下組織の性状が詳細に観察でき、発症早期から浮腫の存在診断が可能である。また浮腫の進行度と治療期の分類、治療効果を予測できることから超音波検査の有効性は高く、浮腫の標準的検査法となることが期待される。一方、浮腫性状を超音波検査で確認してもその原因を特定することはできず、全身性や静脈性などの病因を検索しなければならない現状もある。また、検査手順や評価方法など統一化された検査方法は存在せず、この分野は十分には確立されていない。

　本稿では、現時点での基本的な浮腫の見方を当院の検査方法で解説する。

2 浮腫の基礎知識

腫脹と浮腫の違い

1. 腫脹（swelling）

　腫脹（swelling）とは「腫れ」とも呼ばれ、体のある部分の体積が正常よりも大きくなっている状態である。その原因には浮腫や感染、炎症、血腫、筋組織肥厚、脂肪組織増殖、嚢胞、腫瘍などがある。つまり腫脹をきたす病態の一つに浮腫がある。

2. 浮腫（edema）

　浮腫（edema）とは「むくみ」とも呼ばれ、組織間質液量が異常に増加し、肉眼的にみて腫脹していることがわかる臨床徴候である[1]。むくみの原因となる疾患は多く、原因精査には各種の血液検査や画像診断が必要となる。

浮腫のメカニズム

毛細血管の動脈側から酸素と栄養物を含んだ水分が滲み出し、細胞に酸素や栄養物が与えられる。細胞では組織代謝が行われた後、炭酸ガスと老廃物を含んだ水分が、80～90％は毛細血管の静脈側、10～20％はリンパ管に吸収（再吸収）される。この滲み出す水分と再吸収される水分のバランスは、通常一定であり、組織間液の量は一定に保たれている。しかしこのバランスが崩れ、滲み出す量が増加したり、再吸収される量が減少すると組織間液が過剰に増加する。この状態が浮腫であり、特にリンパ管の吸収不良で起こる浮腫がリンパ浮腫である[2]（図1）。

浮腫の判定

1.「全身性浮腫」と「局所性浮腫」

浮腫の存在部位により両者を区別する。一般に、心不全や腎不全などでみられる全身性の浮腫は、重力の影響を受け体の低い部位に顕著に生じる。そのため、臥床時の体位によって浮腫が移動することに留意したい。また、局所性浮腫の場合、片側性あるいは両側性でも左右差があるか確認する（図2）。通常、症状のある下肢自体に原因がある。

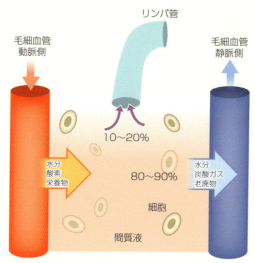

図1 浮腫のメカニズム
組織間液が過剰に増加した状態が浮腫である。その原因は、
①動脈から滲み出す量が増加したときに生じる（低蛋白血症や血管透過性の亢進）。
②静脈やリンパの流れが低下し、再吸収されにくくなったときに生じる。
③リンパ管の流れが低下し、再吸収されにくくなったときに生じる。

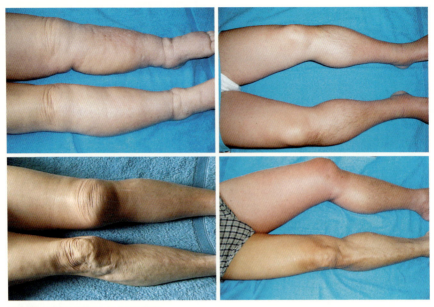

図2 両側性浮腫と片側性浮腫

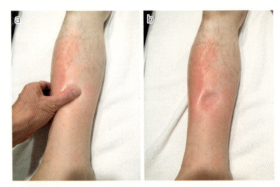

図3 圧痕性浮腫（pitting edema）
指で10秒間皮膚を圧迫すると（a）、皮下組織に水分が豊富であれば指を離したあとも圧迫痕が残る（b）。

2.「圧痕性浮腫（pitting edema）」と「非圧痕性浮腫（non-pitting edema）」

指で10秒間皮膚を圧迫すると、皮下組織に水分が豊富であれば指を離したあとも圧迫痕が残る「圧痕性浮腫（pitting edema）」と、圧迫痕が残らない「非圧痕性浮腫（non-pitting edema）」に区別される（図3）。一般に、圧痕性浮腫では蛋白濃度が低い水分の貯留で、非圧痕性浮腫では蛋白濃度が高い組織液が貯留している。

> **ひとくちメモ**
>
> **腎性浮腫（腎不全、ネフローゼ症候群）と肝性浮腫**
> 　腎性浮腫や肝性浮腫は、全身性に浮腫を伴うことが多い。腎性浮腫では顔面、特に眼瞼周囲の浮腫が起床時に強い特徴があり、泡沫尿（蛋白尿の存在）、血尿、尿量減少などを確認する。また、肝性浮腫では腹水が目立つことが多く、慢性肝炎や肝疾患の既往歴や家族歴、輸血歴、アルコール摂取状況などを確認したい。

3.「fast edema」と「slow edema」

　上記の圧痕性浮腫（pitting edema）は、その回復時間により40秒未満のfast edemaと40秒以上のslow edemaに分類される。一般にfast edemaでは、肝不全やネフローゼ症候群、蛋白漏出性胃腸症、栄養失調などの低アルブミン血症（2.5g/dL以下）に伴う浮腫を疑う。一方、slow edemaでは、心不全や肝不全など細胞外液濾過状態による静水圧の上昇に伴う浮腫を疑う。

4. 皮膚の色調

　炎症と関連する発赤の有無を確認する。一般に、浮腫では皮膚の色調変化はないとされるが、発症早期や急激に増悪した場合には炎症所見はなくても暗赤色やピンク色になることがある。また、皮下静脈の見え方に左右差がないか確認する。浮腫例では皮下が厚くなり、静脈が見えにくくなる。

5. 発赤・熱感の有無

　局所の発熱や疼痛を伴う場合、蜂窩織炎や血栓性静脈炎を疑う。

3 浮腫の鑑別

浮腫を生じる疾患と鑑別のながれ

　浮腫をきたす疾患にはさまざまなものが知られている。浮腫を主訴として検査する場合、問診や視診、触診は極めて重要である（表1）。視診や触診による浮腫の鑑別の流れを図4[3)]に示す。下肢浮腫が局所的なものか、全身性のものかをまず判断し、圧痕性か非圧痕性かを区別し病変を推測する。局所性の圧痕性浮腫では超音波検査で診断できる疾患が多いが、その他の浮腫に関しては、超音波検査が有効であっても血液や生化学、尿検査などが必須である。

表1　問診・視診・触診のポイント

問診	・現病歴・既往歴・家族歴 ・婦人科や泌尿器科のがんの手術や広範囲外傷・熱傷などの病歴の有無 ・心、肝、腎、甲状腺機能障害の有無、四肢麻痺の有無 ・高齢者では降圧薬・糖尿病薬・消炎鎮痛薬などの内服 ・浮腫が始まった契機（手術や治療後、旅行や長期臥床など） ・浮腫の進行状況 　（続発性は四肢の中枢、原発性は四肢の末梢からの発症が多い） 　（通常はゆっくり進行するが、炎症は急激に発症することもある）
視診	・両側性か片側性かを確認する。両側性の場合、左右差があるか確認する ・皮下静脈の見え方に左右差がないか確認する ・患肢を下垂したときの皮膚色調変化を確認する 　（赤紫に変化した場合、静脈疾患の合併を疑う） ・皮膚の硬化・角化・リンパ漏・皮膚潰瘍などがないか確認する
触診	・皮膚をつまみ上げて、左右差と浮腫の範囲を確認する ・皮膚を指で圧迫し、圧迫痕が残るかどうかを確認する ・皮膚の変化がどの範囲までみられるか確認する ・患肢では、皮膚が乾燥することが多い ※リンパ浮腫の早期では pitting edema、進行すると non-pitting edema となる

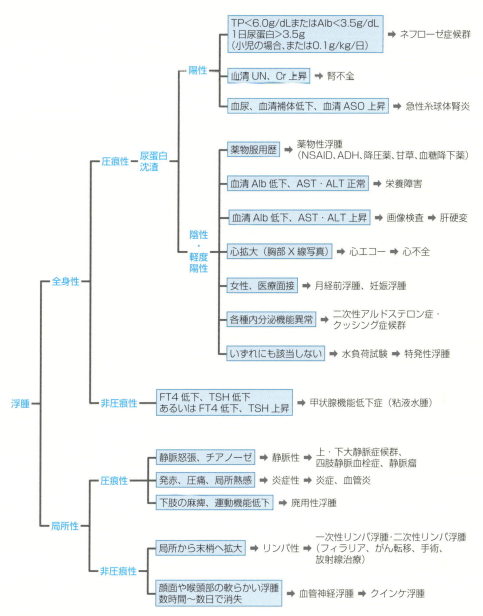

図4 浮腫の確定診断の進め方（文献3より一部改変）

〈引用・参考文献〉
1) 松尾汎．"浮腫の診療：概論"．むくみの診かた．東京，文光堂，2010，1-9．
2) 平井正文．"リンパ浮腫を知ろう"．新 弾性ストッキング・コンダクター．東京，へるす出版，2010，35-41．
3) 下澤達雄．"浮腫"．臨床検査のガイドライン JSLM2012．日本臨床検査医学会．2012，83-7．
4) 山本哲也ほか．"下肢浮腫で依頼された時のポイント"．心エコーベッドサイド検査．Medical Technology 別冊．東京，医歯薬出版，2015，92-101．（超音波エキスパート 16）．

2 浮腫をエコーでみる

1 浮腫エコーのみかた

超音波診断装置と条件設定

　探触子は7〜18MHzの高周波数リニア型探触子を使用すると皮膚や皮下組織、筋層などが明瞭に描出され評価しやすい。また、静脈性浮腫や全身性浮腫の除外診断にはコンベックス型探触子やセクタ型探触子が有用である。表在や静脈検査用のプリセットを利用し、皮下組織や筋層が明瞭に描出されるようにフォーカスやゲイン、ダイナミックレンジ等を調整する。また表皮・真皮層を観察する際は画像を拡大し、フォーカスポイントを近距離に合わせ、周波数を最も高く設定して観察すると評価しやすい。

検査体位

　浮腫が顕著になる体位や肢位を基本とするが、被検者の全身状態に応じて選択する。治療効果の判定など、前回所見と比較する際は前回と同一体位で行うことが望ましい。

検査の進め方

　検査に先立って、前述した理学所見などから浮腫の特徴や存在部位を把握しておきたい。当院では、下肢周囲径を必須の測定検査部位とし、浮腫が顕著な部位では広範囲を観察している（図1）[1]。両下肢の任意の部位を施設内で決めておくと、経過観察する際に有用である。検査時、大切なことは患肢に限らず、健常肢も確認することである。その際、左右同一部位を交互に観察すると比較しやすく、浮腫の状態を把握しやすい[2]。

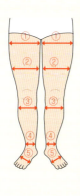

計測部位	周囲径 (cm)		周径差 (cm)	浮腫の硬度	皮下組織厚 (cm)	
	右	左			右	左
①大腿根部	右	左			右	左
②膝関節より10cm中枢側	右	左			右	左
③膝窩関節より5cm末梢側	右	左			右	左
④足関節周囲	右	左			右	左
⑤第1から第5中足骨遠位側（足弓の遠位側）を通る周囲	右	左			右	左

図1 周囲径の測定と検査部位（文献1より改変）

観察・評価項目

　超音波による主な観察評価項目は、浮腫の存在範囲と表皮・真皮層、皮下組織層の厚さやエコー輝度、また皮下組織層や筋層では層状構造の変化と水分貯留層の有無を確認する（**図2**）。

　一般に、発症早期は表皮・真皮層の厚さとエコー輝度の低下が特徴的所見である。浮腫が強い症例では、皮下脂肪組織周囲に液体成分が著明となり、敷石状所見がみられることがある。この敷石状所見は心不全などさまざまな浮腫でもみられ、リンパ浮腫だけに特徴的な超音波所見ではなく、圧痕性が著明な浮腫であることが多い。通常、皮下組織に液体成分が大量に見られるタイプでは、良好な治療効果が期待される（**図3**）。また、リンパ管は皮下組織中心に存在するため、筋膜下や筋肉間に水分貯留層がみられれば、リンパ浮腫以外の原因が考えられる[3]。

ひとくちメモ

内側を中心に観察する理由

　上肢や下肢の血管は内側中心に走行している。リンパ管は血管に沿って上行するため浮腫も内側にみられやすい。また、上肢や下肢では内側の皮膚が外側より軟らかい。そのため水分貯留層も外側より内側が多くなる傾向にあり、主な観察ポイントとなる。

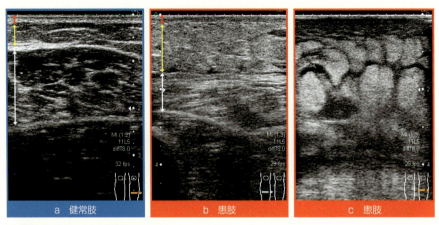

図2 健常肢と患肢の超音波所見

a 健常例では皮膚・皮下組織は明瞭な層状に観察される。
b 表皮・真皮層のエコー輝度低下、皮下組織のエコー輝度上昇、線維組織が目立たなくなり層状構造の不明瞭化が見られる。
c 皮下組織は著明に肥厚し、液体成分の貯留がみられる。
（赤矢印は表皮・真皮層、黄矢印は皮下組織、白矢印は筋層を示す）

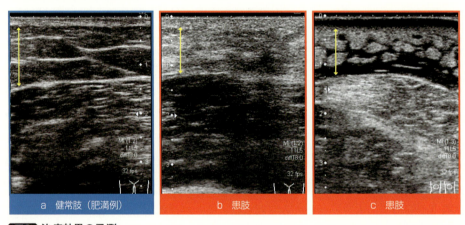

図3 治療効果の予測

確認のポイントは、水分貯留状態、線維化の状態、脂肪増生の程度などであり、その状態で治療した際の浮腫改善度がある程度予測可能である。通常、水分が多く、線維化の少ない症例が改善良好である（矢印は皮下組織を示す）。

a 皮下組織は肥厚している。表皮・真皮層との境界は明瞭、脂肪層が厚く観察されるが層状構造は明瞭、液体成分は観察されない。
b 皮下組織は著明に肥厚しているが、液体成分は観察されていない。
c 皮下組織に液体成分が多く貯留している。

ピットフォール

レポートへの浮腫の記載

　エコー検査で浮腫を詳細に観察しても、結局レポートに記載できることは観察所見だけである。すなわち浮腫の正確な最終診断は記載できない。間違っても「リンパ浮腫疑い」と記載してはならない。エコー検査ではDVTや静脈瘤の有無から「静脈性浮腫は否定的」、あるいは心エコー所見から「心不全による浮腫は否定的」と除外診断を記載することはできる。また、観察所見はエコー検査所見に限らず、理学的所見も記載することが大切である。

ワンポイントアドバイス

パノラミックビュー

　エコー検査は他の画像診断より観察視野が狭く、検査者にしか全体像が把握できないという問題がある。パノラミックビューを用いると第三者にも全体像を伝えやすくなる。例えば、図4-a のような2画面表示では、左右を比較しやすいが全体像は把握できない。一方、パノラミックビューを用いて観察すると、健常肢と患肢の全体像がわかりやすく左右も比較しやすい（図4-b）。本例では左下肢の広範囲に敷石状のエコー所見が確認されている。

　パノラミックビューで記録するときの走査テクニックは、探触子をゆっくり動かさずに、ある一定の早いスピードで走査することである。そのためにはエコーゼリーをあらかじめ走査する位置に塗布し、探触子を動かしやすくしておくことが大切である。きれいな画像を得るためのコツとして知っておきたい。

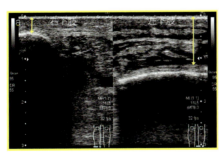
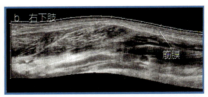
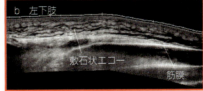
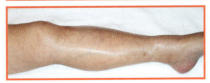

図4　パノラミックビューの有用性

2 浮腫エコーの実際

心不全による下肢浮腫の特徴と鑑別ポイント

心不全による浮腫は全身性の圧痕性浮腫が多いが、発症早期は両下肢の浮腫だけのこともある。通常、他に原因が加わらない限り、左右差なく観察される。液体成分の多いfluidタイプでは利尿剤が効果的なことが多く、良好な治療効果が得られることが多い（図5）。

一般に、左心不全単独では下肢の浮腫は生じず、静脈圧上昇を伴う両心不全、あるいは右心不全で形成される。そのため心エコー検査時、他の全身性疾患との鑑別ポイントは、下大静脈が拡張し呼吸性変動が低下しているか否かを確認することである（図6）。下大静脈の拡張がない場合、下肢浮腫の原因は心不全でないことが多い。また、浮腫の程度と心不全の重症度とは一致しない。

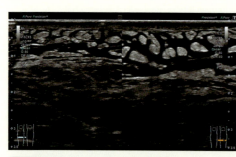
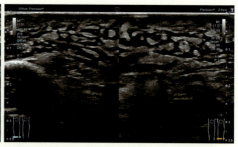

図5 重症心不全による下肢浮腫
両下肢ともに下腿最大部、足関節部の皮下組織が著明に肥厚し有意な左右差はない。皮下組織性状は液体成分の多いfluidタイプで、良好な治療効果が期待される。

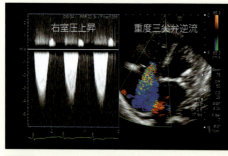
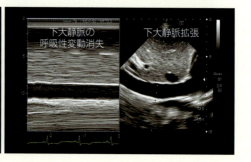

図6 心不全による浮腫の判定
高度な三尖弁逆流と右室圧の上昇、下大静脈の拡張と呼吸性変動が消失している。

静脈性浮腫のみかた

静脈性浮腫の原因には深部静脈系に好発する血栓症と表在静脈系に好発する静脈瘤があり、両者は合併する場合もある。

1. 深部静脈血栓症（DVT）評価[4]

検査手順は緊急検査と非緊急検査で若干異なる。緊急検査では、治療を優先させる必要があり腹部から下肢の全長を検索するのではなく、症状のある中枢側から症状のある部位までを観察し、下肢浮腫の原因が血栓なのか否かを判定する（図7）。一方、非緊急検査では検査室で行う手順で検査を進める[5]。なお、観察・評価方法の詳細は、第2-1章を参照していただきたい。

2. 静脈瘤の評価

立位や座位になれない患者の静脈瘤は正しく評価できない。したがって長期臥床患者やベッドサイドで実施する場合は極めて少ない。弁不全例では下腿部ミルキング操作で圧迫解除後、持続時間の長い逆行性血流が生じることで判定される。通常、静脈瘤は視診で容易に確認できるが、高度な浮腫や肥満例では判定が難しいことがある。その際、超音波検査は有用であり、静脈瘤を確実に診断できる（図8）。なお、観察・評価方法の詳細は、第2-2章を参照していただきたい。

3. 血栓性静脈炎

非感染性、局在性の静脈の炎症で、罹患部位に一致して疼痛や発赤、腫脹が認められ、索状物として触知される。超音波検査では発赤・疼痛部位の表在静脈に

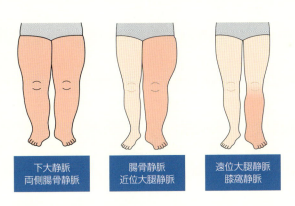

図7　下肢浮腫の原因検索部位
症状のある中枢側から症状のある部位までを観察し、下肢浮腫の原因が血栓なのか否かを判定する。ただし、ＤＶＴを完全に否定するためには、後日、下肢全長を再検査する必要がある。

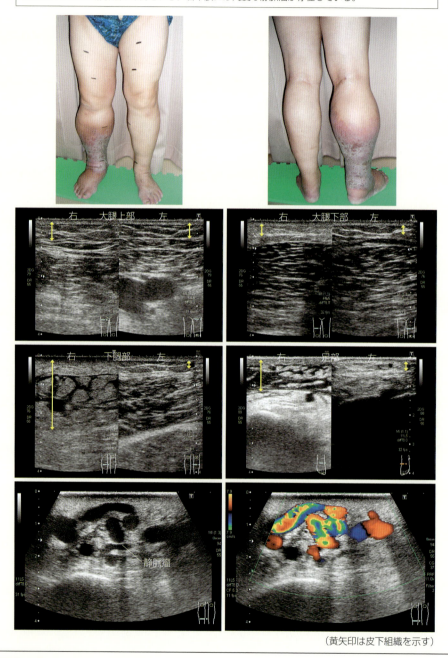

（黄矢印は皮下組織を示す）

図8 静脈性浮腫とリンパ浮腫

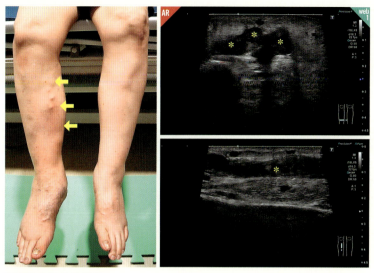

図9 血栓性静脈炎
腫脹・発赤・疼痛部位の表在静脈にエコー輝度の低い血栓像を認める（＊は血栓を示す）。

エコー輝度の低い血栓像を認める（図9）。探触子による圧迫では完全には圧縮されず、カラードプラ法では静脈内に血流シグナルが検出されないことが多い。

リンパ浮腫のみかた

1. リンパ浮腫とDVT

　リンパ浮腫は身体所見のみでも診断可能なことが多いが、蜂窩織炎を合併した場合、DVTと類似するため留意したい。リンパ浮腫と静脈性浮腫の鑑別ポイントは、DVTと静脈還流不全の有無を確認することである。すなわち身体所見や皮下組織性状だけではDVTを完全には否定することはできず、深部静脈の観察は必須であり、省略することはできない（表2）[6]。

> **ワンポイントアドバイス**
>
> **リンパ浮腫の確定診断**
> 　リンパ浮腫を確定診断するためには、リンパ管自体を撮影できる画像診断が必要である。リンパ管シンチグラフィやindocyanine green（ICG）による蛍光リンパ管造影が行われているが、特殊な検査であり、一部の医療機関でしか行えない。一方、超音波検査は単独ではリンパ浮腫を確定診断することはできないが、さまざまな疾患の除外診断として有効であり、皮下組織性状を簡便に観察できる有用な画像診断である。

表2 リンパ浮腫と静脈性・低蛋白性浮腫の特徴 (文献6より一部改変)

	リンパ浮腫	静脈性浮腫	低蛋白性浮腫
患肢	必ず左右差あり	片側性(血栓部位による)	両側性
発症	緩徐、蜂窩織炎を契機に急な発症もある。	急激が多い	中間
皮膚の色	基本的に変化はなし	暗赤色(うっ血)	白色
皮膚の硬さ	初期は軟らかく徐々に硬くなる。	中間	軟らかい、てかてか
疼痛	違和感のみ	あり、またはなし	なし
静脈怒張	なし	あり	なし
剛毛・多毛	あり	なし	なし
蜂窩織炎	多い	少ない	少ない
合併症	リンパ漏、疣贅など	潰瘍など	リンパ漏

2. リンパ浮腫の種類と特徴

リンパ浮腫には一次性と二次性がある。一次性(原発性)リンパ浮腫とは、先天性あるいは原因の明らかではないリンパ浮腫のことを、二次性(続発性)リンパ浮腫とは、リンパ管の炎症、腫瘍の浸潤、リンパ管の破損などによって、リンパ管が閉塞してむくみをきたす浮腫のことを言う(図10)。その特徴は90%以上が女性で上肢より下肢に多く、8割以上は続発性である。発症年齢は50歳前後が多い。一般に、一次性では末梢側から始まることが多く、二次性(続発性)では近傍の中枢側から始まることが多い(上肢では上腕内側部、下肢では大腿内側部)[7]。

3. リンパ浮腫の病期分類と重症度分類

1) リンパ浮腫の病期分類

リンパ浮腫の病期分類は国によって異なる。わが国で広く普及している国際リンパ学会(International Society of Lymphology:ISL)分類を表3に示す。

表3 病期分類(国際リンパ学会)[6]

0期	リンパ液輸送が障害されているが、浮腫が明らかでない潜在性または無症候性の病態。
Ⅰ期	比較的蛋白成分が多い組織間液が貯留しているが、まだ初期であり、四肢を挙げることにより治まる。圧痕がみられることもある。
Ⅱ期	四肢の挙上だけではほとんど組織の腫脹が改善しなくなり、圧痕がはっきりする。
Ⅱ期後期	組織の線維化がみられ、圧痕がみられなくなる。
Ⅲ期	圧痕がみられないリンパ液うっ滞性象皮病のほか、アカントーシス(表皮肥厚)、脂肪沈着などの皮膚変化がみられるようになる。

2）重症度分類

　両側性のリンパ浮腫に関する公式の重症度分類は存在しない。片側性四肢のリンパ浮腫に対しては、体積の左右差の程度による分類がある（表4）。これは患肢の腫大のみが考慮されたものであり、両側例には適用できない。

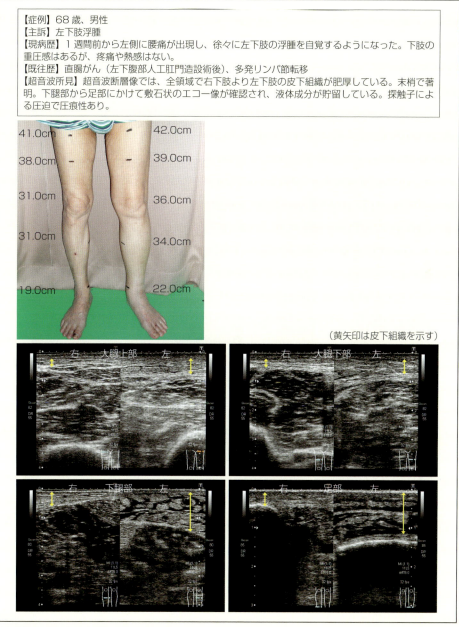

【症例】68歳、男性
【主訴】左下肢浮腫
【現病歴】1週間前から左側に腰痛が出現し、徐々に左下肢の浮腫を自覚するようになった。下肢の重圧感はあるが、疼痛や熱感はない。
【既往歴】直腸がん（左下腹部人工肛門造設術後）、多発リンパ節転移
【超音波所見】超音波断層像では、全領域で右下肢より左下肢の皮下組織が肥厚している。末梢で著明。下腿部から足部にかけて敷石状のエコー像が確認され、液体成分が貯留している。探触子による圧迫で圧痕性あり。

（黄矢印は皮下組織を示す）

図10　二次性リンパ浮腫

表4 片側性リンパ浮腫の重症度分類[6]

軽度	20%未満の浮腫
中等度	20〜40%の浮腫
重度	40%を超える浮腫

ピットフォール

リンパ浮腫とリンパ節腫脹（図11）

　リンパ浮腫症例ではリンパ節腫脹が高率にみられる。しかしリンパ節腫脹はリンパ浮腫に特異的な所見ではない。リンパ節が腫脹する原因には、リンパ節に原発する疾患に起因する場合と、感染症や腫瘍など他疾患に随伴する場合がある。検査時、リンパ節腫脹が検出された場合、思いがけない病変が見つかることもあり、所見として記載しておきたい。

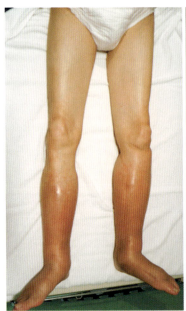
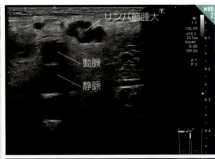
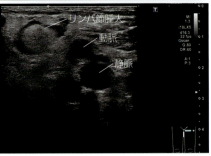

図11 リンパ節の腫脹
リンパ浮腫に蜂窩織炎を合併した症例。両下肢鼠径部のリンパ節が腫脹している。

その他の浮腫

1. 薬剤性浮腫

　原因不明の浮腫では薬剤性浮腫を鑑別診断に入れたい。特に内服を開始した後

に発症した浮腫では、薬剤性浮腫を念頭に置くこと。多くは薬歴から判定可能である。原因となる薬剤（非ステロイド性抗炎症薬〈NSAIDs〉、カルシウム拮抗薬、ACE阻害薬、抗生物質、抗がん薬など）によって浮腫の機序は多彩である。なお浮腫をきたす薬剤は多々報告されており、すべてを記憶することは困難である。

2. 廃用性浮腫（図12）

脳血管障害後における麻痺や運動機能低下において、膝関節部より末梢側、下腿後面から外側面にみられることの多い浮腫で、日常臨床のなかで遭遇する機会が最も多い。長時間椅子に腰かけているような状態で過ごしている症例や、高齢者に多い。特に麻痺肢はDVTを合併しやすいことに留意したい。

【症例】87歳、男性
【主訴】両下肢浮腫
【現病歴】脳梗塞発症後、長時間椅子に腰かけて過ごすことが多くなった。大腿部や下腿部の筋力は低下し、次第に両下肢下腿部に浮腫が見られるようになった。
【既往歴】脳梗塞
【超音波所見】下腿部広範囲の皮下組織が著明に肥厚している。皮下組織性状は液体成分が豊富に貯留し、敷石状エコー所見がみられる。

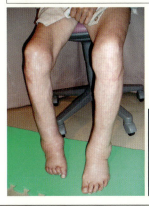
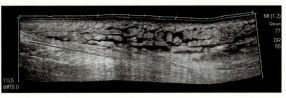

図12 廃用性浮腫
大腿部や下腿部の筋肉がたるんでいる。膝下のみが両側性に浮腫んでいる。

3. 脂肪性浮腫

大腿から下腿まで両側性に腫脹し、足の甲など足部に腫脹がないのが特徴である。肥満女性に多く、緩徐に経過をたどる。脂肪性浮腫の場合、通常の浮腫と比較して硬く、圧迫してもすぐには元の状態に戻らない。時に圧痛や疼痛を生じることもある。

3 浮腫エコーの重要性

早期診断の有用性（図5）

【症例】70歳代、女性
【主訴】左下肢浮腫、子宮体がん術後再発
【現病歴】左下肢浮腫に対するDVT除外診断目的でエコー検査実施
【既往歴】子宮体がん、左下肢DVT
【超音波所見】下肢静脈エコー検査では静脈性の浮腫は否定的であった。両下肢の皮下組織に肥厚所見が観察され、右下肢にも浮腫がみられることがエコー検査で確認された。患者は肥満体型であり、患者自身は右下肢の浮腫を自覚していなかった。右下肢の早期診断にエコー検査が有用であった。

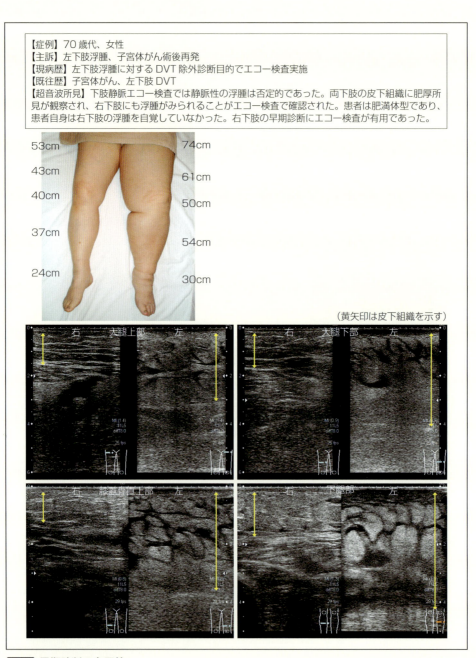

（黄矢印は皮下組織を示す）

図5 早期診断の有用性

治療効果の予測（図6）

【症例】70歳代、女性
【主訴】労作時息切れ、両下肢浮腫
【現病歴】6ヵ月前より労作時の息切れを自覚するようになった。2ヵ月前より両下肢浮腫が出現。徐々に息切れ、動悸、下肢浮腫の増強を自覚したため、精査目的にて当院を受診。DVT除外診断目的でエコー検査実施。
【既往歴】高血圧
【超音波所見】下肢静脈エコー検査では静脈性の浮腫は否定的であった。両下肢の皮下組織が著明に肥厚していた。皮下組織のエコー性状は液体成分が多く、敷石状エコー所見を呈していた。皮下組織厚や皮下組織性状に有意な左右差はない。また、両下肢ともに探触子による圧迫痕が確認され、圧痕性浮腫と判定される。同時に施行した心エコー検査では、重症心不全が疑われ、重度三尖弁閉鎖不全と肺高血圧症、下大静脈の拡張と呼吸性変動の消失がみられた。利尿剤が投与され1週間後、浮腫は軽減した。

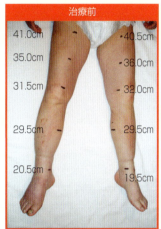
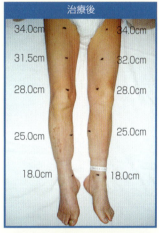
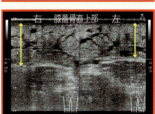
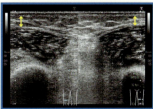
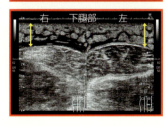
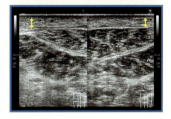

図6 治療効果の予測：重症心不全例
両下肢ともに左右差なく、浮腫がみられる。利尿剤投与後1週間で患肢周囲径、および皮下組織性状は改善している。

〈引用・参考文献〉
1) リンパ浮腫診療ガイドライン作成委員会編."総論".リンパ浮腫診療ガイドライン 2008 年度版.東京,金原出版,2009,1-6.
2) 山本哲也ほか."下肢浮腫で依頼された時のポイント".心エコーベッドサイド検査.Medical Technology 別冊.東京,医歯薬出版,2015,92-101.(超音波エキスパート 16).
3) 小川佳宏."リンパ浮腫".超音波検査テクニックマスター:腹部・下肢編.Vascular Lab 増刊.大阪,メディカ出版,2013,250-8.
4) 山本哲也"下肢動脈エコー".めざせ!血管エコー職人.東京,中外医学社,2013.150-92.
5) 松尾汎ほか.超音波による深部静脈血栓症・下肢静脈瘤の標準的評価法.日本超音波医学会.2017.http://www.jsum.or.jp/committee/diagnostic/pdf/deep_vein_thrombosis.pdf(2018 年 3 月閲覧)
6) 日本リンパ浮腫学会ホームページ.http://www.js-lymphedema.org/?page_id=848(2018 年 3 月閲覧)
7) 松尾汎."浮腫の診療:概論".むくみの診かた.東京,文光堂,2010,1-9.

第4章

レポート作成の攻略法

1 理想的なレポート

1 レポートとは

　レポートとは検査者が知り得た情報をまとめて伝える文書である。これは検査の最終段階として重要であり「依頼目的に対する所見」や「観察所見に対するまとめ」など、最も伝えたい内容を簡潔な文章で報告する必要がある[1]。たとえエコー検査が見落としなく完璧に実施されたとしても、得られた情報を正しく伝達できなければ無駄な検査になってしまう。しかも誤った情報を伝えてしまうと、むしろやらないほうがよかった検査になる危険性もある。

2 理想的なレポート

　理想的なレポートとは、一読して、あるいは一目で病変（病態）の全体像が把握でき、「依頼医が必要としている情報」と「検査者が伝えたい情報」が簡潔な文章で記載されていることだと思う。また、その理想像は施設や診療科によって若干異なる。普段記載しているレポートの内容や文章、図表やイラストを一度見直し、診断医や臨床医が理想とするレポートについて確認する必要がある。

3 ワンランク上のレポート作成テクニック

　検査を依頼した担当医は、レポート内容をもとに病気を診断し、治療方針を決める。あるいは他の検査の必要性を把握する。すなわち治療を行う際、重要な道標となるのがレポートである。このレポートには画像の所見や測定値、病変に対する診断と重症度評価だけでなく、治療法を念頭に置いた記載や治療効果に対する解釈など、付加価値の高い情報が記載されていれば、ワンランク上のレポートと言っても過言ではないであろう。

4 当院のレポートシステムの特徴

われわれの施設では、レポート報告システム「CardioAgent™ Pro」(キヤノンメディカルシステムズ)を使用している。これは、それぞれ理想形の異なるレポート形式を自由に変更可能であり、他の画像診断や過去の時系列データを容易に参照できる利点がある。血管領域では動脈系と静脈系に大別し、部位により頸部、上肢、腹部下肢に細分化している。大きな特徴としては所見記入欄を空白にしていることである。これは各検者が自由に記載でき、検者の技量が反映されるスペースとなっている[2](図1)。

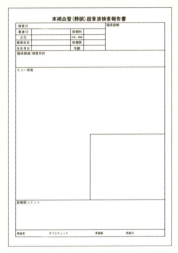
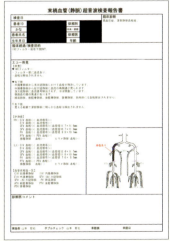
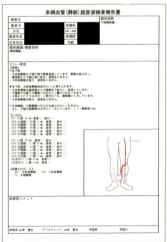

図1 当院のレポート

2 レポート作成の実際

1 レポートに記載する項目と内容

　検者が記載する「所見」と、診断医が記載する「診断」の大きく2つでレポートは構成されている。所見欄には、検査所見と計測値、シェーマや画像が掲載される。また、必要に応じて検査状況や検査時の体位、画質の程度なども記載したほうがよい[3]。

検査状況

　手術創部やカテーテル挿入部、外傷部を避けて検査を実施した場合、患者の状態が悪く途中で検査を終了した場合など、何らかの理由で完全な検査ができなかった場合には検査時の状況を記載する。

検査時の体位、肢位

　体位や肢位によって得られる所見が異なるような場合には、記載すべきである。特に静脈の検査ではその傾向が強く留意したい。例えば、臥位で下肢静脈を検査すると座位に比べて血管径が小さく、下腿部の深部静脈を同定するのが難しくなり、血栓を見落としやすくなる。また、臥位では血栓閉塞に見える静脈が、座位では浮遊型血栓に見える場合もある。骨折などの肢位変換困難な症例では、十分な検査ができない場合もある（図2）。

　当院では「体位変換困難、ベッド上安静状態で検査実施」「座位姿勢保持困難のため臥位で検査実施」「肢位変換困難のため下腿部は評価不十分」など検査時の体位や肢位の簡単な定型文を作成し、必要に応じて付け加えている。

画質の程度

　一般に、検査を依頼した担当医はレポート内容の信頼性はわからない。画質の

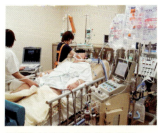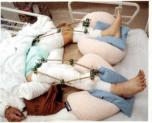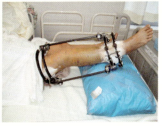

図2　検査時の体位や肢位
ベッド上、安静例や体位、肢位変換困難な症例などもある。十分な検査ができない場合、レポートに記載する。

表　画質不良と対策

画質不良の理由	臨床側の対策
術後早期で画質不良 →	数日してから再検査を依頼する
消化管ガスの影響 →	食事の制限をする
高度な肥満やエコー透過性の問題 →	他の画像診断を依頼する

● 画質不良 → 一部評価不十分　　● 画質極めて不良 → 評価困難、参考所見

程度は所見の信頼度を示すものであり、レポートの信頼性を伝える貴重な判断材料となる。画質が良好な場合は記載しなくてもよいが、不良の場合は明記すべきである。

　当院では「画質不良」は「一部評価不十分」、「画質極めて不良」は「評価困難、参考所見」としている。また、なぜ画質不良なのか理由を記載すれば、依頼医が再検査を依頼する際の参考になる。例えば、術後早期で画質不良の場合、数日してから再検査をすればよい。消化管ガスの影響であれば食事の制限をすればよい。高度な肥満やエコー透過性の問題であれば、他の画像診断に委ねる必要がある（表）。

断層画像所見

　異常だけでなく、正常な場合も含めて血管内腔や血管壁性状、血管周囲の情報など部位別に記載する。病変などを説明する際や診断基準等は、日本超音波医学会が公表している各種の標準的評価法や用語集に準じて使用する。また、それらで表現できないときには検者自身の言葉で説明する。異常と正常の判断が難しい場合、その旨を記載しておきたい。

血流所見

　カラードプラ法で観察した血流情報を記載する。血流があるべき部位に検出されない場合（閉塞例）、血流が存在しないはずの部位に血流が検出される場合（仮性瘤やLeakなど）、血流方向が異なる場合（逆流）、モザイク血流が検出される場合（狭窄や短絡血流）などでは必ず明記する。また、正常血管であることを伝えるために記載することもあり、血流情報は重要なエコー所見である。

計測値

　計測値は異常の有無にかかわらず、血管別に測定値を記載する。もしも計測できなかった場合には、その理由も報告すべきである。計測値は血管病変の重症度や治療効果を判定する際、客観的な指標として用いられるため貴重なデータとなる。静脈の場合、血管径と逆流時間などが必要に応じて計測される。レポート記載時に、通常の検査体位と異なる体位や肢位で計測した場合には、その旨を記載しておく。

2　レポート作成に望まれること

依頼目的を把握する

　患者情報を取得し検査目的をしっかり理解しておくことが大切である。検査目的が理解できないような場合には、依頼医に直接、連絡を取り確認すべきである。決して自己判断でスクリーニング的に施行してはならない。目的がはっきりしていなければ、当然、依頼医が求めている情報を提供できる可能性は低くなる。

エコー検査以外では知り得ない情報を強調する

　エコー検査の利点は可動性や血流情報（血流の有無、方向、速度）がリアルタイムに得られ、病変部の形態や性状が簡便に観察されることである（図3）。これらの情報は他の画像診断より優れており強調すべきポイントである。

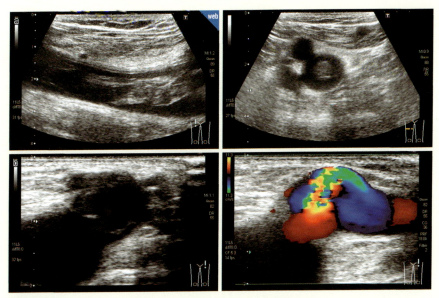

図3 強調すべきエコー所見
a 大腿静脈から総大腿静脈に棒状の血栓が観察されている。血栓は血管壁に固着せず、可動性を有している。
b 大伏在静脈の大腿静脈合流部の静脈弁洞部が拡張し、弁の肥厚と短縮を伴い接合不全が生じている。カラードプラ法では持続時間の長い有意な逆行性血流が検出される。

前回との比較を記載する

経過観察症例では、前回の検査所見と比較したコメントを付け加えることが望ましい。例えばDVTを経過観察している場合、「前回より増大」あるいは「前回と著変なし」などのコメントがあれば、診療に役立つのは確実である（図4）。

2画面表示で画像を記録する（図5）

一般に、動画で記録してもレポートに掲載するときは静止画である。動画のイメージを静止画で臨床側に伝えるためには、2画面（DUAL画像）表示が有用である。DVT検査では圧迫時と非圧迫時の画像、Varix検査ではミルキング前後のカラードプラ画像を2画面表示で1枚の画像として伝えられる。また、左右を比較するときにも有用性が高い。その際、左右を同一条件に調整し、同一部位で記録すると左右を比較しやすい。

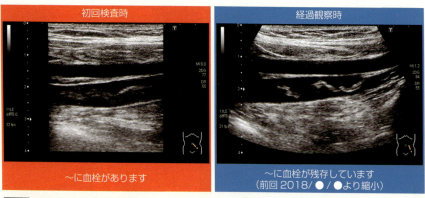

図4 前回との比較を記載

経過観察時、表現方法を少し変えることで、前回も血栓を有していたことが伝えられる。さらに前回との比較を記載することで、治療効果が伝えられる。

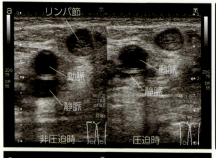
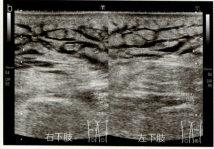
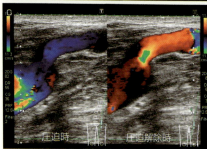

a 圧迫法による血栓確認：
　圧迫時と非圧迫時の画像を記録。
b 皮下組織性状の確認：
　各部位において左右同一部位で同一スケールに調整して記録。
c 弁逆流の確認：
　ミルキングの圧迫時と圧迫解除時を記録。

図5 2画面表示で画像を記録

シェーマを多用する

　エコーでは他の画像診断と比較し、全体像を捉え難い欠点がある。これを補うためには全体像を一目で理解できるシェーマの記載が有効である。病変部局所を図示するのではなく、全体像としての局所を示す習慣を心がけたい。

短時間で記載する

　一般に、血管エコー検査は他のエコー検査に比べ検査時間が長くかかる。そのうえ、診療保険点数は低く、レポート作成に時間をかけることはできない。電子レポートを利用している施設では copy and paste を多用し、代表的疾患の特徴的エコー所見やさまざまなシェーマをあらかじめ登録しておくと簡便に記載でき、時間短縮になる（図6）。

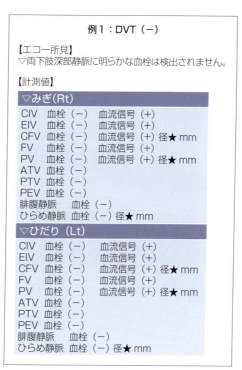

図6 短時間で記載する
当院では、代表的疾患の特徴的エコー所見やさまざまなシェーマをあらかじめ複数登録している。DVT例とVarix例の一例を示す。症例ごとに若干の修正を加え、★に数値を入れるだけで数分で完成する。

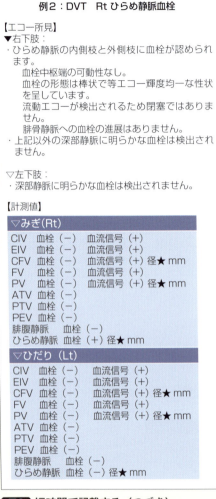

図6 短時間で記載する（つづき）

3 レポート作成時の注意点

検査直後に記入する

　検査で得られた情報を漏れなく伝えるためには、検査終了直後にレポートを作成すべきである。また、多岐にわたる病変例ではあらかじめ簡単なメモ書きを用意し、所見を記入しながら検査を進めると記載漏れを防止できる。

例4:Varix 両下肢GSV

【エコー所見】
▼右下肢:大伏在静脈由来のVarixと考えられます。
・大伏在静脈は鼠径部から下腿上部まで拡大し、逆流しています。
・下腿部では表在前方脛骨静脈と後弓状静脈が屈曲蛇行し瘤状に観察されます。
・大伏在静脈の側枝静脈と小伏在静脈が交通し、瘤化しています。
・小伏在静脈の拡大、逆流はありません。

▼左下肢:大伏在静脈由来のVarixと考えられます。
・大伏在静脈は鼠径部から下腿部まで拡大し、逆流しています。
・下腿部では表在前方脛骨静脈と後弓状静脈が屈曲蛇行し瘤状に観察されます。
・大伏在静脈の側枝静脈と小伏在静脈が交通し、瘤化しています。
・小伏在静脈の拡大、逆流はありません。

▽両下肢表在静脈、深部静脈に血栓は検出されません。

【計測値】

みぎ(Rt)	径(mm)	有意逆流	血栓
FV	★	−	−
GSV(合流部)	★	+	−
GSV(大腿部)	★	+	−
GSV(下腿部)	★	−	−
SSV(合流部)	★	−	−
SSV(末梢部)	★	−	−

ひだり(Lt)	径(mm)	有意逆流	血栓
FV	★	−	−
GSV(合流部)	★	+	−
GSV(大腿部)	★	+	−
GSV(下腿部)	★	+	−
SSV(合流部)	★	−	−
SSV(末梢部)	★	−	−

例5:Varix 右下肢SSV

【所見】
▼右下肢:小伏在静脈由来のVarixと考えられます。
・小伏在静脈の膝窩静脈合流部は拡大し、逆流しています。
・小伏在静脈は下腿中部付近まで逆流しています。
・大伏在静脈の拡大の拡大、有意逆流はありません。
・不全穿通枝は検出されません。
・深部静脈、表在静脈に明らかな血栓は検出されません。

▽左下肢:
・伏在静脈の拡大や逆流はありません。

【計測値】

みぎ(Rt)	径(mm)	有意逆流	血栓
FV	★	−	−
GSV(合流部)	★	−	−
GSV(大腿部)	★	−	−
GSV(下腿部)	★	−	−
SSV(合流部)	★	+	−
SSV(末梢部)	★	−	−

ひだり(Lt)	径(mm)	有意逆流	血栓
FV	★	−	−
GSV(合流部)	★	−	−
GSV(大腿部)	★	−	−
GSV(下腿部)	★	−	−
SSV(合流部)	★	−	−
SSV(末梢部)	★	−	−

図6 短時間で記載する(つづき)

> **ワンポイントアドバイス**
>
> **最低限記録したい画像**
> 　画像の記録は重要な証拠となり、病変の有無にかかわらず保存しなければならない。DVT検査では、下大静脈や腸骨静脈領域のカラードプラ像、鼠径部、大腿部、膝窩部、下腿部の圧迫時と非圧迫時のBモード2画面表示画像、Varix検査では、大伏在静脈の大腿静脈合流部と大腿部、下腿部、小伏在静脈の膝窩静脈合流部と下腿部のミルキング前後におけるカラードプラ画像を最低限記録したい。病変を有する場合、診断を証明できる縦断面や横断面のBモードとカラー像は追加して記録する。また、病変によっては血流速波形を記録しなければならない。
> 　描出不良な場合、記録しない検者は多い。しかし、明瞭に観察できない部位の画像は、読影時の重要な情報となる。施設内で決められた必須画像は、画質不良な症例でも記録するように心がけたい。

> **ワンポイントアドバイス**
>
> **「描出される範囲で、明らかな○○○」**
> 　記載する文章は短いほうが読みやすく、理解しやすい。例えば「血栓は認められない」と「描出される範囲に、明らかな血栓は検出されない」では、前者のほうがわかりやすく、診断に説得力を感じる。自分の検査が100％正確と思える精度を有する症例では前者でよい。しかし、若干、自信がない部位を有する症例では、無理に背伸びをして記載する必要はない。主治医を惑わせるレポートになるかもしれないが、完璧にみられた症例と思われるより、不安があることを伝える勇気も大切である。検査は医師のためにしているのではなく、患者のためにしていることを忘れてはならない。

表現方法に気を配る

　普段なにげなく使用している表現を再確認したい。例えば下肢静脈のレポートに「血栓は認められない」と記載すると「血栓はない」という意味であり、DVTを完全に否定することになる。ところが「血栓は検出されない」と記載すると、「エコー検査で血栓は見つからない」が、他の検査では検出される可能性を残すことになる。状況に応じての使い分けが必要である。また、血栓を経過観察している場合では「○○に血栓がある」と記載するより「○○に血栓が残存している」と記載すべきであろう（図4）。

記載ミスをなくす

　検査の見落としがないにしても、所見の記載ミスは経験年数にかかわらず発生する可能性が高い。つまり未然に防ぐ対策をとることが大切である。当院では所見の記載内容と記録画像が一致しているかをダブルチェックしている。右と左の一字の違いは、一見よくある些細なミスのようであるが、実は重大なミスであることを認識すべきである。

> **ワンポイントアドバイス**
>
> **左右を間違わない工夫**
> 　当院では左右のエコー所見を記載するとき、所見の有無にかかわらず、必ず右・左の順番で記載することにしている。また、右・左は、一見類似して見えることがあり、平仮名でみぎ・ひだり、あるいはRight・Leftのほうが、文字数が異なり間違いにくい。また、異常所見を有する側は文頭に▼、異常所見のない側は▽を付け、注目されるようにしている。

略語は避ける

　略語は診療科によって異なって理解されることがあり留意したい。例えば「PV」は、popliteal vein（膝窩静脈）、peripheral vein（末梢静脈）、perforating vein（穿通枝）、pulmonary vein（肺静脈）、pulmonary valve（肺動脈弁）、portal vein（門脈）、ピーク流速（peak velocity）など複数の意味が存在し、紛らわしいことがある。略語を使用する際は、略語の説明を付加して使用したい（図7）。

```
【血管名略語一覧】
  CIV ：総腸骨静脈    IIV ：内腸骨静脈
  EIV ：外腸骨静脈    CFV：総大腿静脈
  FV  ：大腿静脈      PV  ：膝窩静脈
  ATV ：前脛骨静脈    PTV：後脛骨静脈
  PEV ：腓骨静脈
  GSV ：大伏在静脈    SSV：小伏在静脈
```

図7　略語一覧
略語を使用する際は、略語の説明を付加して使用する。
当院では、ワンクリックで上記の略語が添付される。

ピットフォール

よくある間違い

　手書きのレポートでは間違うことの少なかった誤字などが、電子レポートシステムではしばしば見られる。これは変換ミスや打ち間違いによって生じる。多くの事例は、一度注意を払って見直せば気付くような内容である。下記によくある間違いを示す。

　抹消→末梢、腸間→腸管、著名→著明、前頸骨→前脛骨、役●cm→約●cm、側複血行→側副血行、右→左、動脈→静脈、分枝→分岐などには留意したい。

ワンポイントアドバイス

血管の位置を示す用語の統一

　近位側と中枢側、基部、起始部や中部、中央部、中間部、遠位側、末梢側など血管の位置を示す用語には複数あり、言葉の意味をしっかり理解し区別して用いたい。

ワンポイントアドバイス

下肢浮腫

　下肢浮腫を主訴として検査した場合、DVTやVarix所見に加え浮腫の存在範囲を明確にすることで早期診断、治療が可能になる。また、皮下組織性状を記載することで良好な治療効果が得られるか否かの目安になり、皮下浮腫の最大皮下厚を記載することで治療効果の判定ができる。エコー画像から得られた情報に加え、検査時に得られた身体所見の記載も浮腫診断に有効な情報になる。

〈引用・参考文献〉
1) 山本哲也ほか．表在静脈エコーの撮り方と報告書の記入．心エコー．6, 2005, 920-34.
2) 山本哲也．"かゆいところに手が届く検査レポートテクニック"．血管エコー達人養成講座．大阪，メディカ出版，2009, 62-70.
3) 松村誠．わかりやすいレポートの書き方入門．診断につながる血管検査の基本テクニック．Vascular Lab 増刊．8, 2011, 122-30.

第5章

いざ実践！
あなたにみられる
患者さまのために
Let's Try!!

　教科書的な知識と技術を習得した後は、実症例を数多く経験することです。すなわち、目が症例に慣れることが大切です。しかしながら、実際の症例に遭遇するケースが少ない施設もあるでしょう。また、実際の症例に遭遇した場合、自分の判定が正しいか否か不安になることもあるのではないでしょうか

　本章では、代表的な疾患の演習問題を掲載しました。決して教科書では学べない、本書ならではの動画像をご覧いただき、自分が実際に検査していると仮定し、ぜひレポートまで記載してみてください。この10例が、あなたの実力を明らかに向上させることと思います。

　あなたに診断される患者さんのためにLet's Try!!

演習問題		
	深部静脈血栓症	（CASE1〜CASE4）
	静脈瘤	（CASE5〜CASE6）
	血栓性静脈炎	（CASE7）
	浮腫	（CASE8〜CASE9）
	その他	（CASE10）

※静止画では正しく診断できない画像は、動画で要確認。

CASE1 Web1

【症例】
75歳　男性

【臨床診断】
右股関節脱臼

【臨床経過／検査目的】
右股関節術後、右下肢腫脹あり
D-dimer 高値
DVT 疑い

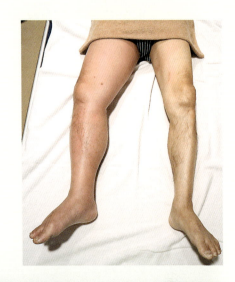

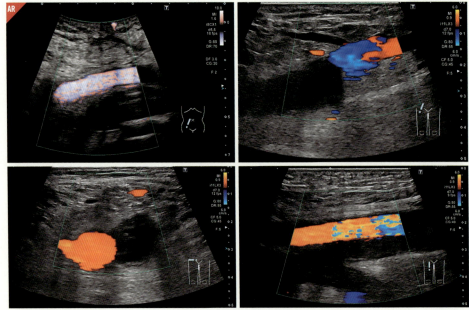

右下肢全体が発赤、腫脹を伴い、腸骨静脈領域の血栓閉塞が疑われる。腫脹部位を観察することで、原因が血栓症か否かを判定できる。血栓症の場合、静脈は拡張し血栓で充満、血流シグナルは検出されないことが多い。

検査日：201＊年＊月＊日		年齢　75歳　性別　男		臨床診断	
患者ID：149＊＊＊＊＊		依頼科　心臓血管外科		右股関節脱臼	
かな：＊＊＊＊＊＊		外来・病棟　外来		検査の目的	
氏名：＊＊＊＊＊＊		依頼医		右股関節術後、右下肢腫脹あり、	
生年月日：＊＊＊＊＊				D-dimer 高値、DVT 疑い	

第5章 CASE 1

いざ実践！あなたにみられる患者さまのためにLet's Try!!

〈エコー所見〉
▽下大静脈：
・明らかな血栓像は検出されません。

▼みぎ（Rt）下肢：発赤・腫脹著明
・外腸骨静脈から下腿深部静脈に血栓があります。
　　血栓は低エコー輝度、均一像、可動性はありません。
　　血栓は充満型、血流シグナルは検出されません。完全に閉塞しています。
・下腿静脈や表在静脈への進展はありません。
・総腸骨静脈はエコー透過性が悪く同定されません。

▽ひだり（Lt）下肢：
・深部静脈に明らかな血栓像は検出されません。

〈詳細〉　(−)：未観察

血栓症評価	みぎ(Rt)	ひだり(Lt)
下大静脈	なし	
総腸骨静脈	−	−
外腸骨静脈	有(完全閉塞)	なし
総大腿静脈	有(完全閉塞)	なし
大腿静脈	有(完全閉塞)	なし
膝窩静脈	有(完全閉塞)	なし
後脛骨静脈	有(完全閉塞)	なし
腓骨静脈	有(完全閉塞)	なし
前脛骨静脈	有(完全閉塞)	なし
ひらめ静脈	有(完全閉塞)	なし
腓腹静脈	なし	なし
大伏在静脈	なし	なし
小伏在静脈	なし	なし

【血管名略語一覧】
CIV：総腸骨静脈　　IIV：内腸骨静脈　　EIV：外腸骨静脈
CFV：総大腿静脈　　FV：大腿静脈　　　PV：膝窩静脈
ATV：前脛骨静脈　　PTV：後脛骨静脈　　PEV：腓骨静脈
GSV：大伏在静脈　　SSV：小伏在静脈

臨床診断
・右下肢深部静脈血栓症　腸骨静脈から下腿深部静脈血栓閉塞

実施者：山本哲也　　ダブルチェック：　　承認医：　　承認日：

CASE2 Web2

【症例】
58歳　男性

【臨床診断】
肺血栓塞栓症

【臨床経過／検査目的】
肺血栓塞栓症術後
DVT精査

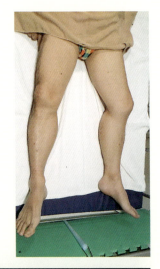

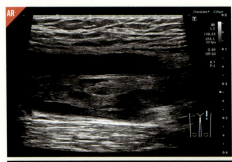
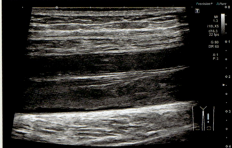
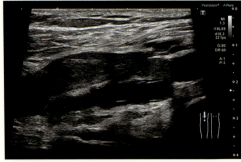
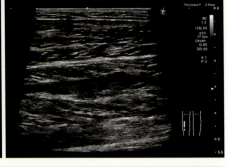

下肢症状のない肺塞栓症例では、残存血栓の中枢進展に留意したい。血栓中枢端の血管壁との固着性を確認することが大切である。血管壁との固着面積の少ない浮遊型血栓例では、肺塞栓症の再発に留意する。

検査日：201＊年＊月＊日	年齢 58歳 性別 男	臨床診断	
患者ID：148＊＊＊＊＊	依頼科 心臓血管外科	肺血栓塞栓症	
かな：＊＊＊＊＊＊＊	外来・病棟 A棟4階入院	検査の目的	
氏名：＊＊＊＊＊＊＊	依頼医	肺血栓塞栓症術後、DVT精査	
生年月日：＊＊＊＊＊＊			

〈エコー所見〉
▽みぎ（Rt）下肢：
・深部静脈に明らかな血栓像は検出されません。

▼ひだり（Lt）下肢：
・総大腿静脈から膝窩静脈に血栓が観察されます。
　　血栓の中枢端は大伏在静脈合流部付近にあります。
　　血栓の中枢端は棒状で血管壁と固着せず、浮遊しています．
　　深呼吸においても可動性は強くありません。
　　血栓性状は等エコー輝度、均一像。
・膝窩静脈遠位側に血栓が検出されない部位があります。
・ひらめ静脈や腓骨静脈、後脛骨静脈に壁在する血栓像が確認されます。
・上記以外の深部静脈に明らかな血栓像は検出されません。

〈詳細〉

血栓症評価	みぎ(Rt)	ひだり(Lt)
下大静脈	なし	
総腸骨静脈	なし	なし
外腸骨静脈	なし	なし
総大腿静脈	なし	有(浮遊型)
大腿静脈	なし	有(浮遊型)
膝窩静脈	なし	有(不完全閉塞)
後脛骨静脈	なし	有
腓骨静脈	なし	有
前脛骨静脈	なし	なし
ひらめ静脈	なし	有
腓腹静脈	なし	なし
大伏在静脈	なし	なし
小伏在静脈	なし	なし

【血管名略語一覧】
CIV：総腸骨静脈　　IIV：内腸骨静脈　　EIV：外腸骨静脈
CFV：総大腿静脈　　FV：大腿静脈　　　PV：膝窩静脈
ATV：前脛骨静脈　　PTV：後脛骨静脈　　PEV：腓骨静脈
GSV：大伏在静脈　　SSV：小伏在静脈

臨床診断
・左下肢深部静脈血栓症　総大腿静脈から大腿静脈浮遊型血栓
　ひらめ静脈、腓骨静脈、後脛骨静脈壁在血栓

実施者：山本哲也　　ダブルチェック：　　　　承認医：　　　　承認日：

CASE3 ▸Web3

【症例】
74歳　女性

【臨床診断】
下肢静脈血栓症疑い

【臨床経過／検査目的】
長期臥床
下肢静脈血栓症疑い

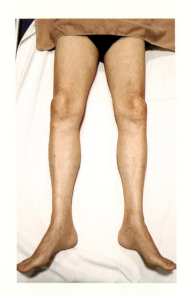

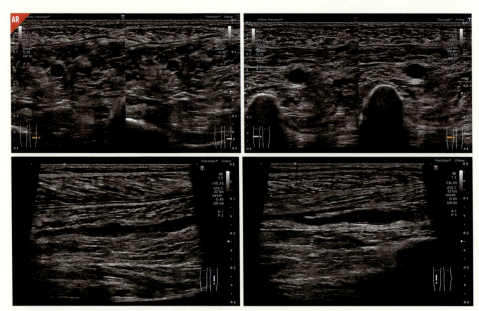

下肢症状のないベッド上安静の長期臥床患者では下腿限局型血栓を疑う。特に体位、肢位変換困難な症例では、血栓を有する危険性が高い。検査する際、太めの血管から観察すると効率がよい。

検査日：201＊年＊月＊日	年齢　74歳　性別　女	臨床診断
患者ID：143＊＊＊＊＊	依頼科　　呼吸器病センター	DVT疑い
かな：＊＊＊＊＊＊＊	外来・病棟　入院	検査の目的
氏名：＊＊＊＊＊＊＊	依頼医	長期臥床
生年月日：＊＊＊＊＊＊		下肢DVT疑い

第5章 CASE 3

いざ実践！あなたにみられる患者さまのためにLet's Try!!

〈エコー所見〉
※ベッド上安静状態で検査実施、体位肢位変換困難
▽下大静脈：
・下大静脈の拡張あり。明らかな血栓像は検出されません。

▼みぎ（Rt）下肢：
・ひらめ静脈（中央枝）の一部に血栓があります。可動性なし。
　　血栓は低エコー輝度、均一像、一部のみ流動エコーあり。
・上記以外の深部静脈に血栓像は検出されません。

▼ひだり（Lt）下肢：
・ひらめ静脈（中央枝）の一部に血栓があります。可動性なし。
　　血栓は低エコー輝度、均一像、一部のみ流動エコーあり。
・上記以外の深部静脈に血栓像は検出されません。

〈詳細〉

血栓症評価	みぎ(Rt)	ひだり(Lt)
下大静脈	なし	
総腸骨静脈	なし	なし
外腸骨静脈	なし	なし
総大腿静脈	なし	なし
大腿静脈	なし	なし
膝窩静脈	なし	なし
後脛骨静脈	なし	なし
腓骨静脈	なし	なし
前脛骨静脈	なし	なし
ひらめ静脈	有(不完全閉塞)	有(不完全閉塞)
腓腹静脈	なし	なし
大伏在静脈	なし	なし
小伏在静脈	なし	なし

【血管名略語一覧】
CIV：総腸骨静脈　　IIV：内腸骨静脈　　EIV：外腸骨静脈
CFV：総大腿静脈　　FV：大腿静脈　　　PV：膝窩静脈
ATV：前脛骨静脈　　PTV：後脛骨静脈　　PEV：腓骨静脈
GSV：大伏在静脈　　SSV：小伏在静脈

臨床診断
・両下肢　下腿限局型深部静脈血栓症（ひらめ静脈中央枝）

実施者：山本哲也	ダブルチェック：	承認医：	承認日：

CASE4 Web4

【症例】
57歳　女性

【臨床診断】
子宮体がん、下肢静脈血栓症

【臨床経過／検査目的】
左下肢DVTの既往歴あり
出血を防ぐ止血剤を内服後、
徐々に右下肢の腫脹、疼痛が出現した。
また、表在静脈が目立つようになり、不安になり当院を受診した。

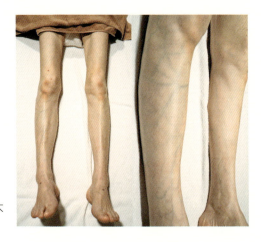

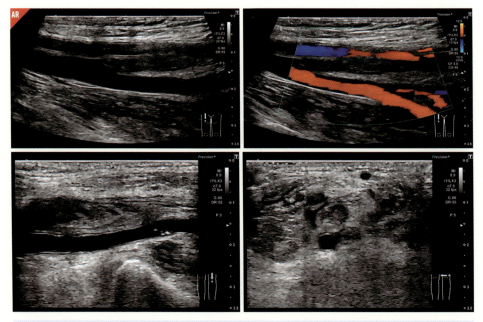

腫脹、疼痛を伴い、対側に比較し腫脹部位の表在静脈が目立つ場合、深部静脈の血栓閉塞を疑う。
腫脹部位のやや中枢側から腫脹部位までを観察することで、深部静脈血栓症か否かを判定できる。

検査日：201＊年＊月＊日	年齢　57歳　性別　女	臨床診断
患者ID：143＊＊＊＊＊	依頼科　婦人科腫瘍科	下肢DVT、子宮体がん
かな：＊＊＊＊＊＊＊	外来・病棟　外来	検査の目的
氏名：＊＊＊＊＊＊＊	依頼医	左下肢DVTの既往歴あり
生年月日：＊＊＊＊＊＊		止血剤内服後の右下肢腫脹、疼痛 DVTの再発がないか精査ください。

第5章 CASE 4

〈エコー所見〉
▼みぎ（Rt）下肢：
・大腿静脈起始部から膝窩静脈、下腿分枝静脈に複数血栓が確認されます。
　　血栓は等エコー輝度、均一像、可動性はありません。
　　膝窩静脈は拡張し血栓で充満しています。膝窩静脈から末梢側では、閉塞状態です。
・上記以外の深部静脈に明らかな血栓像は検出されません。

▼ひだり（Lt）下肢：
・後脛骨静脈とひらめ静脈に血栓が再発しています。
　　血栓は等エコー輝度、均一像、可動性はありません。
　　探触子による圧縮所見あり、流動エコーが確認されるため閉塞なし。
・上記以外の深部静脈に明らかな血栓像は検出されません。

〈詳細〉

血栓症評価	みぎ(Rt)	ひだり(Lt)
下大静脈	なし	
総腸骨静脈	なし	なし
外腸骨静脈	なし	なし
総大腿静脈	なし	なし
大腿静脈	有(不完全閉塞)	なし
膝窩静脈	有(完全閉塞)	なし
後脛骨静脈	有(完全閉塞)	有
腓骨静脈	有(完全閉塞)	なし
前脛骨静脈	有(完全閉塞)	なし
ひらめ静脈	有(完全閉塞)	有
腓腹静脈	有(完全閉塞)	なし
大伏在静脈	なし	なし
小伏在静脈	なし	なし

【血管名略語一覧】
CIV：総腸骨静脈　　IIV：内腸骨静脈　　EIV：外腸骨静脈
CFV：総大腿静脈　　FV：大腿静脈　　　PV：膝窩静脈
ATV：前脛骨静脈　　PTV：後脛骨静脈　　PEV：腓骨静脈
GSV：大伏在静脈　　SSV：小伏在静脈

臨床診断
・両下肢深部静脈血栓症
　　右下肢（大腿静脈から下腿深部静脈）
　　左下肢（ひらめ静脈、後脛骨静脈）

実施者：山本哲也　　ダブルチェック：　　　承認医：　　　承認日：

いざ実践！あなたにみられる患者さまのためにLet's Try!!

CASE5 Web5

【症例】
68歳　女性

【臨床診断】
静脈瘤

【臨床経過／検査目的】
左下肢浮腫
左下肢静脈瘤精査

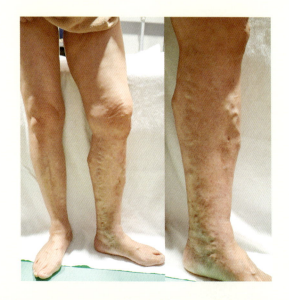

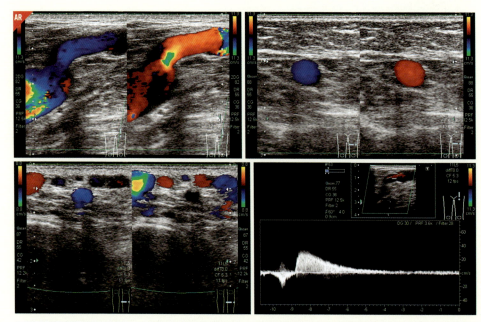

左下肢内側に著明に屈曲蛇行した血管が観察され、大伏在静脈由来の一次性静脈瘤を疑う。

検査日：201＊年＊月＊日	年齢　68歳　性別　女	臨床診断
患者ID：119＊＊＊＊＊	依頼科　　　心臓血管外科	静脈瘤
かな：＊＊＊＊＊＊＊	外来・病棟　外来	検査の目的
氏名：＊＊＊＊＊＊	依頼医	左下肢浮腫、左下肢静脈瘤精査
生年月日：＊＊＊＊＊＊		

第5章 CASE 5

〈エコー所見〉
▽みぎ（Rt）下肢：
・大伏在静脈の拡張、有意な逆流なし。
・小伏在静脈の拡張、有意な逆流なし。
・静脈瘤は検出されません。

▼ひだり（Lt）下肢：大伏在静脈由来の静脈瘤と考えられます。
・大伏在静脈は鼠径部から下腿上部まで軽度拡大、逆流しています。
・下腿部では側枝静脈が拡張し、屈曲蛇行しています。最大径8mm
・浅腹壁静脈は開存しています。
・下腿部では大伏在静脈の拡張、逆流はありません。
・小伏在静脈の拡張、逆流なし。
・表在静脈、深部静脈に明らかな血栓像は検出されません。

〈詳細〉　（−）：未観察

みぎ（Rt）下肢	径(mm)	有意逆流	血栓
大腿静脈	16	なし	なし
大伏在静脈大腿静脈接合部	5	なし	なし
大腿部	5	なし	なし
下腿部	3	なし	なし
膝窩静脈	6	なし	なし
小伏在静脈膝窩静脈接合部	4	なし	なし
下腿部	3	なし	なし
穿通枝	拡大なし	なし	なし

ひだり（Lt）下肢	径(mm)	有意逆流	血栓
大腿静脈	14	なし	なし
大伏在静脈大腿静脈接合部	6	有	なし
大腿部	6	有	なし
下腿部	3	なし	なし
膝窩静脈	6	なし	なし
小伏在静脈膝窩静脈接合部	5	なし	なし
下腿部	3	なし	なし
穿通枝	拡大なし	なし	なし

【血管名略語一覧】
GSV：大伏在静脈　SSV：小伏在静脈　IP：不全穿通枝
FV ：大腿静脈　　PV ：膝窩静脈

※有意逆流の判定基準
　深部静脈は1.0秒、表在静脈と穿通枝は0.5秒を超える逆流

臨床診断
・左下肢静脈瘤（大伏在静脈由来）

実施者：山本哲也　　ダブルチェック：　　承認医：　　承認日：

いざ実践！あなたにみられる患者さまのためにLet's Try!!

CASE6 Web6

【症例】
76歳　女性

【臨床診断】
上行結腸がん
下肢静脈瘤

【臨床経過／検査目的】
大腸がん
胃がん術前
血栓有無の確認

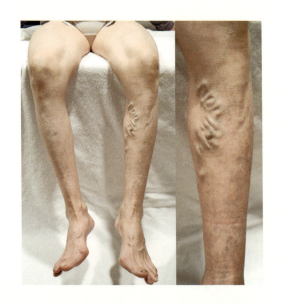

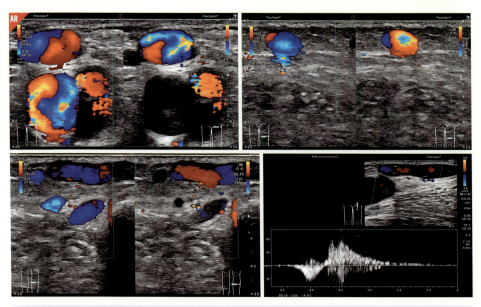

左下肢腓腹部内側に屈曲蛇行した血管が観察される。血管走行から大伏在静脈の側枝静脈を疑う。大伏在静脈本幹は下腿部では正常と推測される。

検査日：201＊年＊月＊日	年齢　76歳　性別　女	臨床診断
患者ID：149＊＊＊＊＊	依頼科　　消化器病センター	上行結腸がん、下肢静脈瘤
かな：＊＊＊＊＊＊＊	外来・病棟　外来	検査の目的
氏名：＊＊＊＊＊＊＊	依頼医	左下肢静脈瘤精査、術前血栓の
生年月日：＊＊＊＊＊＊		有無確認

〈エコー所見〉

▽みぎ（Rt）下肢：
　表在静脈、深部静脈に血栓像は検出されません。静脈瘤なし。

▼ひだり（Lt）下肢：
・大伏在静脈由来の静脈瘤が確認されます。
・大伏在静脈は軽度拡張し、有意な逆行血流が検出されます。
　　逆行血流は鼠径部から下腿上部まで確認されます
　　下腿部の大伏在静脈本幹は拡大、逆流ありません。
・下腿部では側枝静脈が拡張、屈曲蛇行しています。
・有意な不全穿通枝は検出されません。
・表在静脈、深部静脈に血栓像は検出されません。

〈詳細〉　(-)：未観察

みぎ(Rt)下肢	径(mm)	有意逆流	血栓
大腿静脈	7	なし	なし
大伏在静脈大腿静脈接合部	8	なし	なし
大腿部	5	なし	なし
下腿部	2	なし	なし
膝窩静脈	5	なし	なし
小伏在静脈膝窩静脈接合部	5	なし	なし
下腿部	2	なし	なし
穿通枝	拡大なし	なし	なし

ひだり(Lt)下肢	径(mm)	有意逆流	血栓
大腿静脈	9	なし	なし
大伏在静脈大腿静脈接合部	4	有	なし
大腿部	4	有	なし
下腿部	2	なし	なし
膝窩静脈	6	なし	なし
小伏在静脈膝窩静脈接合部	3	なし	なし
下腿部	3	なし	なし
穿通枝	拡大なし	なし	なし

【血管名略語一覧】
GSV：大伏在静脈　　SSV：小伏在静脈　　IP：不全穿通枝
FV ：大腿静脈　　　PV ：膝窩静脈

※有意逆流の判定基準
　深部静脈は1.0秒、表在静脈と穿通枝は0.5秒を超える逆流

臨床診断
・左下肢静脈瘤（大伏在静脈由来）

実施者：山本哲也　　ダブルチェック：　　　承認医：　　　承認日：

CASE7 Web7

【症例】
73歳　女性

【臨床診断】
静脈瘤

【臨床経過／検査目的】
血栓性静脈炎疑い

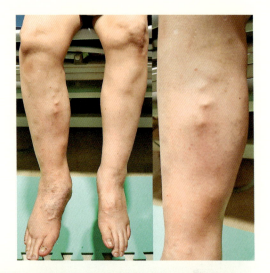

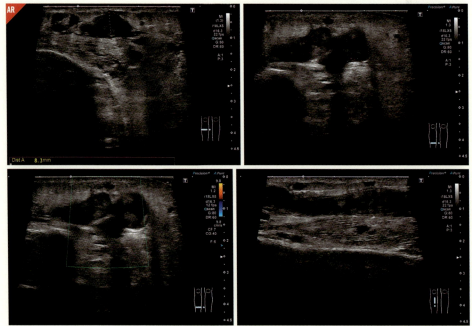

限局した腫脹や発赤、疼痛を伴う場合、血栓性静脈炎を疑う。同部位に硬い構造物が触知される場合、その可能性は高くなる。

検査日：201＊年＊月＊日	年齢　73歳　性別　女	臨床診断
患者ID：060＊＊＊＊＊	依頼科　　心臓内科	下肢静脈瘤
かな：＊＊＊＊＊＊	外来・病棟　外来	検査の目的
氏名：＊＊＊＊＊＊	依頼医	血栓性静脈炎疑い
生年月日：＊＊＊＊＊＊		

第5章
CASE 7

いざ実践！あなたにみられる患者さまのためにLet's Try!!

〈エコー所見〉

▼みぎ（Rt）下肢：血栓性静脈炎が疑われます。
・腓腹部表在静脈の広範囲に血栓像が確認されます。
・血栓は低～等エコー輝度、均一像、可動性なし。
・皮下組織の肥厚あり。表皮・真皮層と皮下組織性状の不明瞭化（＋）
・後弓状静脈に血栓の進展が確認されます。深部静脈への進展なし。
・大伏在静脈由来の静脈瘤。特に足部周辺には側枝静脈瘤あり。
・深部静脈に明らかな血栓像は検出されません。

▽ひだり（Lt）下肢：
・大伏在静脈の拡張、有意な逆流なし。
・表在静脈、深部静脈に明らかな血栓像は検出されません。

〈詳細〉　（−）：未観察

みぎ(Rt)下肢	径(mm)	有意逆流	血栓
大腿静脈	8	なし	なし
大伏在静脈大腿静脈接合部	7	有	なし
大腿部	6	有	なし
下腿部	8	なし	有
膝窩静脈	7	なし	なし
小伏在静脈膝窩静脈接合部	-	なし	なし
下腿部	-	なし	なし
穿通枝	拡大なし	なし	なし

ひだり(Lt)下肢	径(mm)	有意逆流	血栓
大腿静脈	10	なし	なし
大伏在静脈大腿静脈接合部	7	有	なし
大腿部	5	なし	なし
下腿部	3	なし	なし
膝窩静脈	6	なし	なし
小伏在静脈膝窩静脈接合部	-	なし	なし
下腿部	-	なし	なし
穿通枝	拡大なし	なし	なし

【血管名略語一覧】
GSV：大伏在静脈　SSV：小伏在静脈　IP：不全穿通枝
FV：大腿静脈　　PV：膝窩静脈

※有意逆流の判定基準
　深部静脈は1.0秒、表在静脈と穿通枝は0.5秒を超える逆流

臨床診断
・右下肢血栓性静脈炎
・右下肢静脈瘤（大伏在静脈由来）

実施者：山本哲也　　ダブルチェック：　　　承認医：　　　承認日：

CASE8 Web8

【症例】
70歳　女性

【臨床診断】
卵巣がん
下肢リンパ浮腫
下肢静脈血栓症疑い

【臨床経過／検査目的】
卵巣がん術後、後腹膜リンパ節転移
右下腿リンパ浮腫発症、DVT除外診断、
浮腫精査

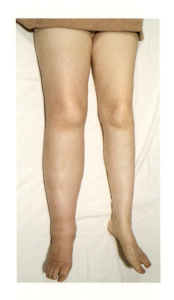

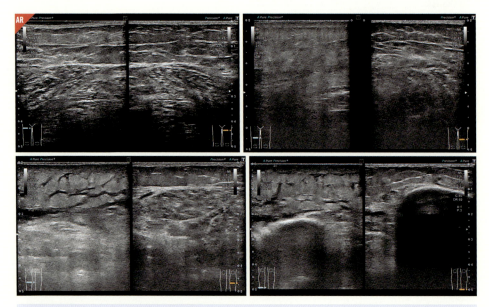

下肢浮腫例では全身性か局所性かを判断し、左右差を観察する。次に圧痕性か非圧痕性かを区別し病変を推測する。エコー検査では、静脈性浮腫を否定する。

検査日：201＊年＊月＊日	年齢　70歳　性別　女	臨床診断
患者ID：147＊＊＊＊＊	依頼科　　緩和医療科	卵巣がん、下肢リンパ浮腫
かな：＊＊＊＊＊＊＊	外来・病棟　外来	検査の目的
氏名：＊＊＊＊＊＊	依頼医	卵巣がん術後、後腹膜リンパ節転移。右下腿リンパ浮腫発症、DVT除外診断、浮腫精査
生年月日：＊＊＊＊＊＊		

第5章 CASE 8

いざ実践！あなたにみられる患者さまのためにLet's Try!!

〈エコー所見〉
▽両下肢深部静脈：
・深部静脈に血栓像は検出されません。

▼浮腫について
・右下肢の皮下組織が肥厚しています。
・皮下組織性状は大腿部では線維組織の少ない脂肪層が均一に観察され、液体成分が少量観察されます。
・大腿部では圧痕性は見られず、下腿部では軽度の圧痕性が見られます。
・リンパ節の腫大なし。色調変化なし。

▼下肢周囲径
①大腿上部（膝蓋骨直上から20cm）　Rt：50cm、Lt：43cm
②大腿下部（膝蓋骨直上から12cm）　Rt：44cm、Lt：35cm
③膝蓋骨直上部　Rt：43cm、Lt：26cm
④下腿最大部　Rt：39cm、Lt：28cm
⑤足関節部　Rt：28cm、Lt：21cm

〈詳細〉　(-)：未観察

血栓症評価	みぎ(Rt)	ひだり(Lt)
下大静脈	なし	
総腸骨静脈	なし	なし
外腸骨静脈	なし	なし
総大腿静脈	なし	なし
大腿静脈	なし	なし
膝窩静脈	なし	なし
後脛骨静脈	なし	なし
腓骨静脈	なし	なし
前脛骨静脈	なし	なし
ひらめ静脈	なし	なし
腓腹静脈	なし	なし
大伏在静脈	－	－
小伏在静脈	－	－

【血管名略語一覧】
CIV：総腸骨静脈　　IIV：内腸骨静脈　　EIV：外腸骨静脈
CFV：総大腿静脈　　FV：大腿静脈　　　PV：膝窩静脈
ATV：前脛骨静脈　　PTV：後脛骨静脈　　PEV：腓骨静脈
GSV：大伏在静脈　　SSV：小伏在静脈

臨床診断
・右下肢浮腫

実施者：山本哲也　　ダブルチェック：　　承認医：　　承認日：

CASE9 ▸Web9

【症例】
77歳　男性

【臨床診断】
胃進行がん
多発リンパ節転移

【臨床経過／検査目的】
胃がん術後
多発リンパ節転移の増悪
左右差のない両下肢浮腫
D-dimer 高値
DVT 否定目的

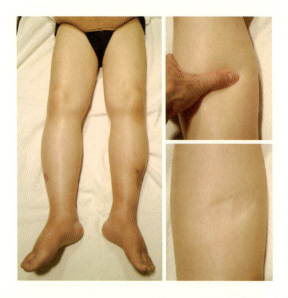

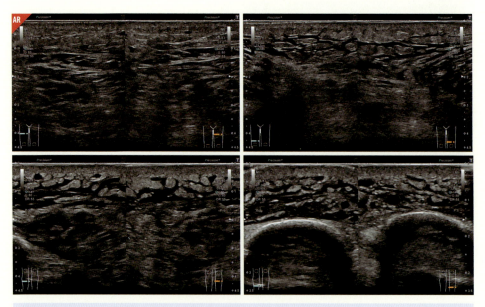

両側性の浮腫で左右差はなく末梢ほど著明。色調変化や疼痛は認められない。また、高度な圧痕性が見られることから液体成分の貯留が示唆される。

検査日：201＊年＊月＊日	年齢 77歳 性別 男	臨床診断
患者ID：129＊＊＊＊＊	依頼科 緩和医療科	胃進行がん、多発リンパ節転移
かな：＊＊＊＊＊＊	外来・病棟 外来	**検査の目的**
氏名：＊＊＊＊＊＊	依頼医	胃がん術後、多発リンパ節転移の増悪、左右差のない両下肢浮腫、D-dimer高値、DVT否定目的
生年月日：＊＊＊＊＊＊		

第5章 CASE 9

いざ実践！あなたにみられる患者さまのためにLet's Try!!

〈エコー所見〉
▽両下肢：
・表在静脈、深部静脈に血栓は検出されません。
・有意な弁不全は検出されません。
　⇒静脈性浮腫は否定的

▼浮腫について：
・両下肢ともに大腿上部から末梢側の皮下組織が肥厚しています。末梢側で著明。
・皮下組織性状に左右差ありません。
　大腿部では線維組織が少なく、均一な組織像が見られます。
・膝蓋骨上部から末梢側の皮下組織は、均一な組織像で液体成分が多く見られます。
　液体成分は末梢側で著明。腓腹部では背側で著明。敷石状エコーあり。
・圧迫痕の持続時間が長い
　⇒両側性の左右対称圧痕性浮腫

〈詳細〉　（−）：未観察
下肢周囲径
①大腿根部　　　Rt：50cm、Lt：50cm
②大腿下部　　　Rt：48cm、Lt：47cm
③膝蓋骨直上部　Rt：45cm、Lt：44cm
④下腿最大部　　Rt：40cm、Lt：40cm
⑤足関節部　　　Rt：26cm、Lt：27cm
⑥足背部　　　　Rt：27cm、Lt：26cm

血栓症評価	みぎ(Rt)	ひだり(Lt)
下大静脈	なし	
総腸骨静脈	なし	なし
外腸骨静脈	なし	なし
総大腿静脈	なし	なし
大腿静脈	なし	なし
膝窩静脈	なし	なし
後脛骨静脈	なし	なし
腓骨静脈	なし	なし
前脛骨静脈	なし	なし
ひらめ静脈	なし	なし
腓腹静脈	なし	なし
大伏在静脈	なし	なし
小伏在静脈	なし	なし

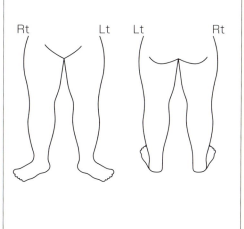

臨床診断
・両下肢浮腫

実施者：山本哲也　　ダブルチェック：　　　承認医：　　　承認日：

CASE10 Web10

【症例】
87歳　女性

【臨床診断】
びまん性大細胞型B細胞リンパ腫

【臨床経過／検査目的】
悪性リンパ腫に対し化学療法後、
左下肢の腫脹と疼痛出現
D-dimer 上昇なし
DVT 精査目的

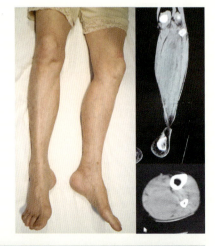

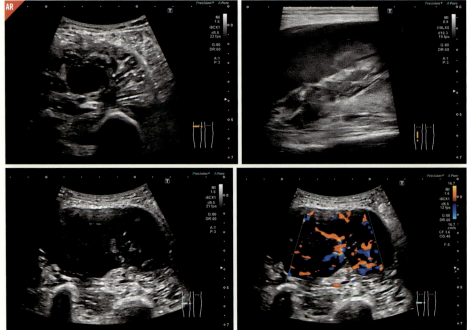

下腿腓腹部のみが限局して腫脹、疼痛を伴う場合、検査ポイントを絞り観察する。その際、発生状況を聴取することで診断の一助となる。また、D-dimer が上昇していない症例では、非血栓性の腫瘤性病変を疑う。

検査日：201＊年＊月＊日	年齢　87歳　性別　女	臨床診断
患者ID：140＊＊＊＊＊	依頼科　　　緩和医療科	びまん性大細胞型 B 細胞リンパ腫
かな：＊＊＊＊＊＊＊	外来・病棟　　外来	検査の目的
氏名：＊＊＊＊＊＊＊	依頼医	悪性リンパ腫に対し化学療法後、左下肢の下腿部の腫脹と疼痛出現、D-dimer 上昇なし、DVT 精査目的
生年月日：＊＊＊＊＊＊		

第 5 章　CASE 10

いざ実践！あなたにみられる患者さまのためにLet's Try!!

〈エコー所見〉

▽両下肢：
・深部静脈に血栓像は検出されません。

▼その他：
・左下肢、腓腹部内側に巨大な腫瘤像が確認されます。
　腫瘤像の境界は明瞭、低から等エコー輝度、ほぼ均一（一部は不均一）
　径 80 × 40mm(広範囲)
　腫瘤像の内部に拍動性の血流シグナルあり。

〈詳細〉　(−)：未観察

血栓症評価	みぎ(Rt)	ひだり(Lt)
下大静脈	−	
総腸骨静脈	−	−
外腸骨静脈	−	−
総大腿静脈	なし	なし
大腿静脈	なし	なし
膝窩静脈	なし	なし
後脛骨静脈	なし	なし
腓骨静脈	なし	なし
前脛骨静脈	なし	なし
ひらめ静脈	なし	なし
腓腹静脈	なし	なし
大伏在静脈	−	−
小伏在静脈	−	−

【血管名略語一覧】
CIV：総腸骨静脈　　IIV：内腸骨静脈　　EIV：外腸骨静脈
CFV：総大腿静脈　　FV：大腿静脈　　　PV：膝窩静脈
ATV：前脛骨静脈　　PTV：後脛骨静脈　　PEV：腓骨静脈
GSV：大伏在静脈　　SSV：小伏在静脈

腫瘤像

臨床診断
・左下肢腫瘤

実施者：山本哲也　　ダブルチェック：　　承認医：　　承認日：

欧文・略語一覧

圧痕性浮腫 ……………………………………………………………… (pitting edema)
下肢静脈瘤 ……………………………………………………… (varix、varicose vein)
下大静脈フィルタ ………………………………………… (inferior vena cava filter：IVCF)
冠動脈バイパス術 …………………………… (coronary artery bypass grafting：CABG)
奇異性脳塞栓症 ………………………………………… (paradoxical cerebral embolism)
クリッペル・トレノウネイ症候群 ……………………… (Klippel-Trenaunay syndrome：KTS)
経食道心エコー ………………………………… (transesophageal echocardiography：TEE)
血管内レーザー焼灼術 …………………………………… (endovenous laser ablation：EVLA)
血栓後症候群 ……………………………………………… (post-thrombotic syndrome：PTS)
血栓進展 ……………………………………… (endovenous heat-induced thrombus：EHIT)
高周波焼灼術 ………………………………… (radiofrequency segmental ablation：RFSA)
交通枝 ……………………………………………………………… (communicating vein)
脂肪皮膚硬化症 ……………………………………………… (lipodermatosclerosis：LDS)
小伏在静脈 ……………………………………………………… (small saphenous vein：SSV)
小伏在静脈-膝窩静脈合流部 …………………………… (sapheno-popliteal junction：SPJ)
静脈圧迫法 ……………………………………… (compression ultrasonography：CUS)
静脈性血管瘤 ………………………………………………………………… (venous aneurysm)
静脈性血栓塞栓 …………………………………… (venous thromboembolism：VTE)
深部静脈血栓症 ………………………………………………… (deep vein thrombosis：DVT)
心房中隔欠損 ……………………………………………………… (atrial septal defect：ASD)
浅大腿静脈 ………………………………………………………… (superficial femoral vein)
穿通枝 …………………………………………………………………… (perforating vein)
大腿静脈 ……………………………………………………………………… (femoral vein)
大伏在静脈 ……………………………………………………… (great saphenous vein：GSV)
大伏在静脈-大腿静脈合流部 …………………………… (sapheno-femoral junction：SFJ)
ダブルルーメンカテーテル ……………………………………… (double-lumen catheter：DLC)
腸骨静脈圧迫症候群 …………………………………………… (iliac compression syndrome)
動静脈瘻 …………………………………………………………… (arteriovenous fistula)
内胸動脈 …………………………………………………… (internal thoracic artery：ITA)
脳塞栓症 …………………………………………………………………… (cerebral embolism)
肺血栓塞栓症 ………………………………………… (pulmonary thromboembolism：PTE)
肺塞栓症 …………………………………………………………… (pulmonary embolism：PE)
非圧痕性浮腫 ………………………………………………………… (non-pitting edema)
ホーマンズ徴候 …………………………………………………………… (Homan's sign)
慢性静脈還流不全 …………………………………… (chronic venous insufficiency：CVI)
慢性静脈不全 ………………………………………… (chronic venous insufficiency：CVI)
卵円孔開存 ………………………………………………… (patent foramen ovale：PFO)
Advance dynamic flow ……………………………………………………………… (ADF)
Color Doppler imaging ……………………………………………………………… (CDI)
Klippel-Trenaunay syndrome：KTS
proximal compression ultrasonography ……………………………… (proximal CUS)
PTPスコア ………………………………………………… (pretest clinical probability score)
SMI ……………………………………………………… (superb micro-vascular imaging)
whole leg ultrasonography ……………………………………………… (whole-leg US)
2 point compression ultrasonography …………………………………… (2 points CUS)
3 point compression ultrasonography …………………………………… (3 points CUS)

索引

欧文

ADF ………………………………… 39
Advance dynamic flow ………… 39
Bモード ………… 26,33,35,59,67,88,
114,126,148,218
CABG ………………………… 184
CDI …………………………………… 39
CEAP分類 ………… 26,27,48,51,123,167
Color Doppler imaging ………… 39
CUS ………………………………… 90
CVI ………………………………… 120
D-dimer ……………… 45,46,50,107,126
DLC ………………………………… 163
Dodd穿通枝 ………… 19,146,148,157,168
DVT …………………… 25,40,56,199
EHIT ……………………………… 170
EVLA ………………………… 167,170
GSV ………………… 17,129,150,154,169
Index mark ………………………… 30
ITA ………………………………… 184
Klippel-Trenaunay syndrome …… 160
KTS ………………………………… 160
LDS ………………………………… 51
PE ………………………………… 121
PFO ………………………………… 123
pretest clinical probability score ……… 48
proximal compression ultrasonography
………………………………… 105
proximal CUS …………………… 105
PTE ………………………………… 15
PTPスコア ………………………… 48
PTS ………………………………… 123
RFSA ……………………………… 167
SFJ ………………………………… 129,139
SMI ………………………………… 39
SPJ ………………………………… 132
SSV ……………………………… 17,132,151
superb micro-vascular imaging ……… 39
TEE ……………………………… 122,123
Virchowの三因 …………………… 49
VTE ………………………………… 47
whole leg ultrasonography ……… 105
whole-leg US …………………… 105

あ行

圧痕性浮腫 …………………… 190,198
一次性静脈瘤 ………… 26,149,154,158
音響窓 ………………… 59,76,78,89,103

か行

下肢静脈瘤
……………… 26,134,137,150,154,159,165,
下肢動脈血行再建術 ……………… 184

下肢麻痺 …………………………… 79
下大静脈（IVC）フィルタ …………100,127
下腿深部静脈 ……………… 13,82,86
合併症 ……………… 26,120,123,171
カラードプラ法 …… 35,56,62,96,107,114,
　　　　　　　　　　117,138,148,152,162
冠動脈バイパス術 ………………… 184
奇異性脳塞栓症 …………………… 121
逆流阻止機能 …………………… 21,23
局所性浮腫 ………………………… 189
筋区画症候群／コンパートメント症候群
　　　　　　　　　　　　　　　…… 179
筋肉内血腫 ………………………… 176
クリッペル・トレノネー症候群 ………… 160
経食道心エコー ……………… 122,123
血管内レーザー焼灼術 ………… 167,170
血栓後症候群 ……………………… 123
血栓進展 …………………………… 170
血栓性静脈炎 ……………………… 161
血流誘発法 ………………………… 99
硬化療法 …………………………… 171
高周波焼灼術 ……………………… 167
交通枝 …………………………… 12,20
高度石灰化 ………………………… 103
呼吸負荷法 …………………… 99,100

さ行

災害医療 ……………………………… 52
自家静脈グラフト ……………………… 184
膝窩静脈 ……………………… 79,81,221
膝窩動脈 ……………………………… 81
脂肪腫 ………………………………… 177
脂肪性浮腫 …………………………… 205
脂肪皮膚硬化症 ……………………… 51
腫脹 …………………………… 179,188,204
腫瘍塞栓症 …………………………… 181
小伏在静脈 ………………… 17,132,151
小伏在静脈-膝窩静脈合流部 ……… 132
静脈圧迫法 …………………………… 90
静脈還流 …………………………… 21,124
静脈性血管瘤 ………………………… 164
静脈性血栓塞栓 ……………………… 47
静脈弁洞部 …………………………… 78
静脈性浮腫 …………………………… 199
静脈弁不全 …………………………… 136
静脈瘤切除術 ………………………… 172
神経鞘腫 …………………………… 180
深部静脈 ……………………………… 12
深部静脈血栓症 ………… 25,40,56,199
ストリッピング術 …………………… 165
前脛骨静脈 ……………………… 12,87
全身性浮腫 …………………………… 189